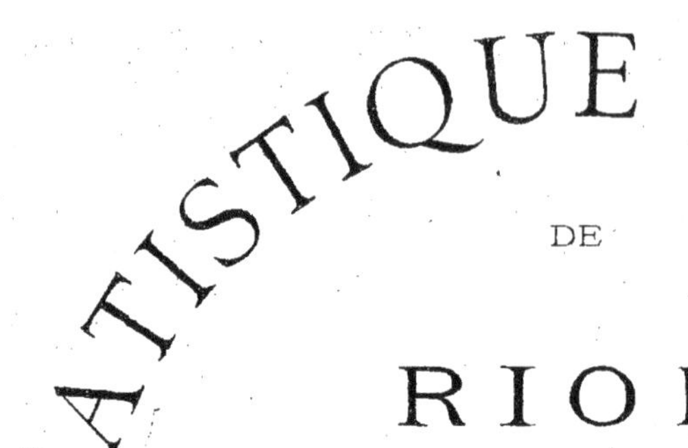

STATISTIQUE MÉDICALE
DE
RIOM

CLIMATOLOGIE
ANTHROPOLOGIE, DÉMOGRAPHIE, HYGIÈNE
NOSOGRAPHIE

PAR

le Dr A. BOUCHEREAU
Médecin-Major de 2e Classe
LICENCIÉ ÈS-SCIENCES

le Dr E. GRASSET
Médecin adjoint de l'Hôpital
MÉDECIN EXPERT PRÈS LE TRIBUNAL DE RIOM

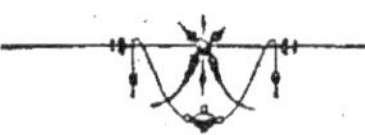

GANNAT
IMPRIMERIE & PAPETERIE F. MARION
Grande-Rue, Rue & Place du Château

1894

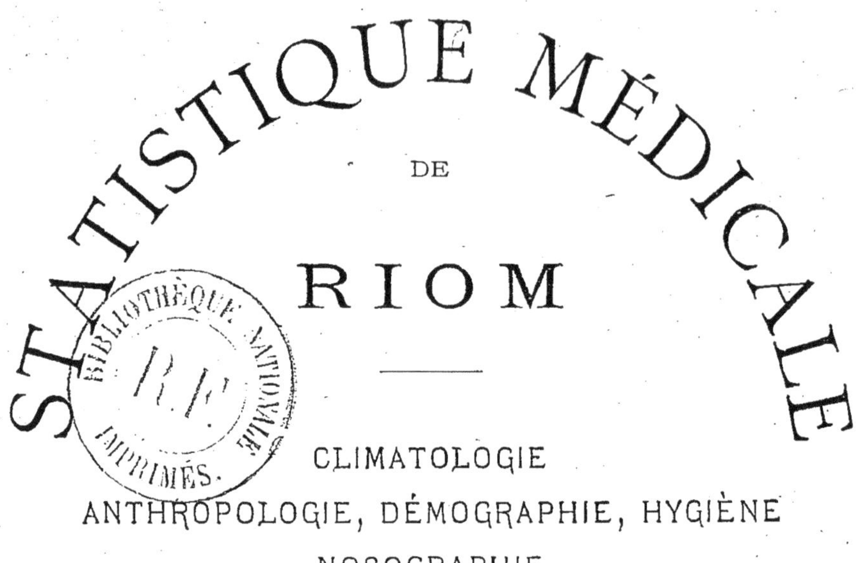

STATISTIQUE MÉDICALE

DE

RIOM

CLIMATOLOGIE
ANTHROPOLOGIE, DÉMOGRAPHIE, HYGIÈNE
NOSOGRAPHIE

PAR

le Dr A. BOUCHEREAU
Médecin-Major de 2e Classe
LICENCIÉ ÈS-SCIENCES

le Dr E. GRASSET
Médecin adjoint de l'Hôpital
MÉDECIN EXPERT PRÈS LE TRIBUNAL DE RIOM

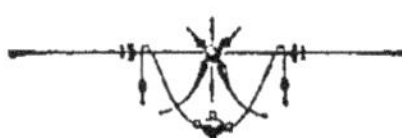

GANNAT
IMPRIMERIE & PAPETERIE F. MARION
Grande-Rue, Rue & Place du Château

1894

AVANT-PROPOS

Dans cet ouvrage, les auteurs ont cherché à réunir tous les documents qui peuvent se rattacher à la topographie médicale de la région de Riom

Pour suivre un plan simple et rationnel, quelques pages sont consacrées, au début, à la configuration extérieure du sol et à sa structure géologique. Le deuxième chapitre comprend la climatologie locale.

L'étude de la race, qui forme un chapitre très important, est basée sur les données historiques et sur les caractères anthropologiques, criminels et moraux des habitants de la région.

A l'étude de la race se rattachent également les statistiques de l'instruction publique, faisant ressortir le développement et la marche de l'instruction dans le département.

Les chapitres suivants sont plus spécialement réservés à la ville de Riom : Démographie, hygiène urbaine, égouts, eaux potables, analyses bactériologiques, établissements d'utilité publique.

Le dernier chapitre renferme l'étude de la mortalité et des principales maladies régnant dans la contrée ; il se termine par une relation de la peste qui, anciennement, a ravagé à plusieurs reprises la ville de Riom, et par l'exposé des mesures employées pour combattre le fléau, lesquelles fournissent une très intéressante comparaison avec les moyens prophylactiques actuellement en usage.

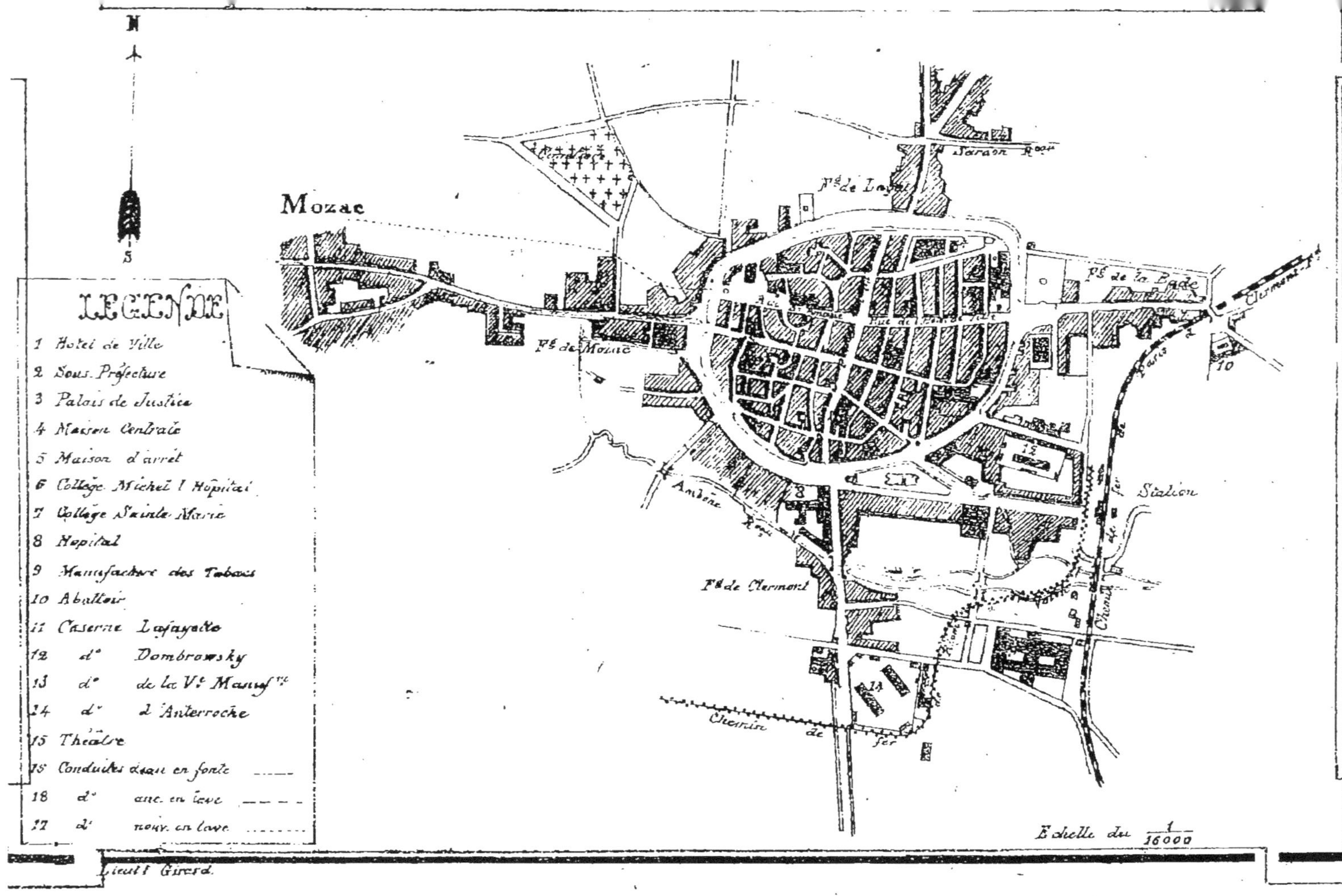

PLAN . . VILLE . RIOM

STATISTIQUE MÉDICALE
de Riom

I
Physiographie

Géographie

Le département du Puy-de-Dôme est situé au centre de la France, entre 45° 18' et 46° 16' de latitude nord, entre 0° 5' 54" et 1° 36' de longitude est du méridien de Paris. Son étendue, de l'Est à l'Ouest, est de 116 kilomètres et du Nord au Sud, de 97 kilomètres.

Il est limité, au nord par le département de l'Allier, à l'ouest par ceux de la Creuse et de la Corrèze, à l'est par le département de la Loire et au sud par ceux de la Haute-Loire et du Cantal.

Au point de vue hydrographique, le département du Puy-de-Dôme comprend : 1° la partie haute du bassin de la Dordogne ;

2° Un fragment du bassin du Cher qui correspond au canton de Pionsat;

3° Le bassin de la Sioule, affluent de gauche de l'Allier ;

4° Le bassin de l'Allier, beaucoup plus important que les précédents et auquel appartiennent les pentes orientales des Monts Dore et des Monts Dômes, la plaine de la Limagne et le versant occidental des montagnes du Forez, au-delà desquelles coule la Loire ;

5° Dans le bassin de l'Allier, on peut classer à part la vallée de la Dore, affluent de droite de notre grand cours d'eau.

L'Allier, après avoir traversé le département de la Haute-Loire, pénètre dans le département du Puy-de-Dôme à une altitude de 397 mètres, et en sort à une altitude de 257 mètres ; la direction de son cours est à peu près du Sud au Nord.

A son entrée dans le département, cette rivière arrose la vallée de Brassac, dont le sous-sol est formé par le bassin houiller ; elle s'enfonce ensuite dans les gorges du Saut du Loup, et suit une vallée plus ou moins resserrée, jusqu'au moment où elle arrive dans la plaine de la Limagne, entre les monts du Forez et la chaine des Dômes.

L'Allier ne traverse pas le centre de la Limagne ; elle longe de très près le flanc des montagnes qui forment son versant oriental. Son versant occidental est beaucoup plus étendu et se divise en deux zones distinctes :

1° La zone des plaines qui s'étalent depuis les bords de la rivière, jusqu'à la naissance des côteaux ;

2° La zone des coteaux qui servent de contreforts à la chaîne des Dômes et qui s'avancent en éperons de l'Ouest à l'Est.

Riom est situé à la limite de ces deux zones, à 45° 53' de latitude Nord, et à 0° 47' de longitude Est.

La ville est bâtie sur une éminence orientée de l'ouest à l'est à 350 mètres environ d'altitude ; cette situation est excellente. D'un côté, les pentes des côteaux couverts de vignes ; de l'autre, le marais aux moissons abondantes, aux récoltes inépuisables, partout drainé et cultivé, dont on a plus à craindre les effluves palustres, naguère si redoutables.

Les horizons sont superbes ; au sud, le plateau de Chateaugay ; plus loin, celui de Gergovia dont le nom rappelle le souvenir d'une des plus belles pages de l'histoire nationale. A l'ouest, à quelques kilomètres de la ville, la falaise qui supporte les Dômes, bordée de collines boisées dont les découpures profondes forment autant de gorges, de ravins aux sites pittoresques. Au loin, la chaine des Puys profilant sur le ciel bleu leurs sombres et majestueuses silhouettes. Au nord et à l'est, la Limagne, formant une immense vallée, dont la largeur atteint 40 kilomètres. Ici encore quels délicieux tableaux ! De tous côtés la vue s'étend sur la plaine parée de ses riches moissons dont la couleur d'or semble s'aviver au contact des teintes verdoyantes des cultures les plus variées.

Géologie

La ville de Riom repose sur un sol formé de couches de calcaire tertiaire, recouvertes d'un dépôt d'alluvions anciennes de faible épaisseur. C'est le terrain de la Limagne dont la structure est à peu près identique dans toute son étendue.

Cette grande plaine présente cependant quelques inégalités ; on y rencontre des séries de collines, des puys isolés, des parties déclives dans lesquelles affluent les calcaires marneux et magnésiens, des éminences, des buttes couvertes quelquefois de basalte ou de pépérites.

Dans la partie orientale du bassin, l'Allier chemine sur une couche d'alluvions modernes, superposées aux calcaires.

Un massif schisteux et granitique servant de soubassement à la chaine des Puys, borne la Limagne à l'ouest; les monts granitiques du Forez la limitent à l'est. Ces deux puissants massifs, hérissés de crêtes et dominant de toutes parts les régions voisines, sont les contreforts septentrionaux du Plateau Central dont la Limagne forme la bordure nord.

Au début des temps géologiques, le gneiss et le micaschiste formaient sans doute des ilots au sein des mers cambriennes, dont les dépôts se retrouvent disséminés çà et là sur le Plateau Central.

Les dislocations successives et surtout les perturbations qui ont amené au jour les roches granitiques, ont fait subir à ces terrains des bouleversements tels, qu'il est difficile de se rendre compte aujourd'hui de leurs limites primitives. C'est à cette période de dislocations que correspond la formation des filons métallifères de Pontgibaud, produit des sources minéralisées issues du sol primordial.

Les mers siluriennes et dévoniennes qui ont tour à tour baigné le Plateau Central, ont également laissé des traces dans le nord de la région.

Une phase plus importante pour la région se rapporte à l'époque carbonifère. A la fin de cette période, les plissements du sol s'emplissent des débris d'une végétation merveilleuse charriée par les eaux de fleuves puissants. Leur accumulation aux deltas forme les bassins houillers de Commentry, de Saint-Eloy et toute cette bande de terrain houiller qui s'étend à l'ouest depuis Mauriac jusqu'aux confins du département de l'Allier.

Ces formations, pour M. Julien, seraient d'origine alluvio-glaciaire (1).

A l'aurore des temps tertiaires, la mer qui, pendant toute la période secondaire, semble avoir respecté le Plateau Central, laisse sur ses flancs un massif puissant d'arkoses.

Les bancs de grès et d'argile dont les affleurements forment, du sud au nord, une ligne ininterrompue passant par Chatelguyon. Combronde, etc., et ceux qui se trouvent sur la rive droite de l'Allier à la limite des monts du Forez, appartiennent à ces formations.

La Limagne, plus tard, formait un vaste lac (2) au sein duquel se déposaient de puissantes assises marneuses et calcaires ; de nombreuses sources minérales chargées d'acide carbonique, de carbonate de chaux, de silice, etc., dont les émissions actuelles, derniers vestiges du phénomène, ne peuvent donner qu'une idée bien vague, fournissaient les éléments de ces immenses dépôts. En même temps que ces sources, le pétrole sortait des profondeurs du sol ; on en retrouve les traces en beaucoup d'endroits, soit à la surface, soit dans les diverses couches des terrains imprégnés de bitume, produit de son oxydation.

A l'époque miocène, la Limagne s'étendait sur les plateaux et jusque sur le massif actuel des Dômes. Le dénivellement qui est ensuite survenu, et qui atteint en certains points 300 et 400 mètres, est dû à un vaste plissement qui, pour beaucoup de géologues, serait contemporain du grand effort orogénique du soulèvement des Alpes, et aurait amené les premiers phénomènes éruptifs antérieurs aux volcans à cratère.

Cependant les failles nombreuses qui sillonnent la Limagne du nord au sud, ne sont pas toutes du même âge ; quelques-unes sont plus récentes comme on peut le voir sur le plateau de Chateaugay où le dénivellement a fait jouer le basalte ancien.

Les affleurements tertiaires qui existent aux environs de Riom et sur les flancs des plateaux du voisinage, appartiennent aux couches inférieures du calcaire de Beauce, couches à limnées et

(1) JULIEN. — *Revue d'Auvergne*, 1893.

(2) La Limagne, d'après la découverte récente d'un horizon marin, aurait une origine lagu-neuse, et serait un ancien golfe aquitanien (GAUTIER).

à planorbes ; ils renferment en abondance des cypris et de petits mollusques d'eau saumâtre du genre hydrobia.

L'épaisseur de ces dépôts a pu être appréciée dans ces derniers temps, grâce aux sondages pratiqués à Macholles et à Cellule, en vue de la recherche du pétrole. Jusqu'à 260 mètres, la sonde rencontre des calcaires et des marnes appartenant aux couches du miocène inférieur moyen. Au delà, ce sont des sables et des argiles vertes qui paraissent correspondre aux couches à potamides et aux arkoses. — Terrain Tongrien.

L'apparition des phénomènes volcaniques commence, en Auvergne, avec l'assèchement de la Limagne ; mais, les éruptions les plus importantes surviennent à l'époque pliocène. A ce moment, les volcans du Mont-Dore, du Cantal, émettent d'abondantes coulées de trachyte, d'andésite et de basalte ; des torrents de cendres s'échappent de ces immenses cratères, engloutissant dans leur chute des forêts entières, dont les vestiges ont été ainsi conservés. Les espèces végétales les plus diverses, telles que le hêtre, le bambou, se rencontrent dans les gisements de cinérite de cette époque, et toute une flore qui indique un climat doux et tempéré, semblable au climat actuel des iles Madère.

C'est l'époque à laquelle le basalte ancien parait avoir recouvert nos plateaux, ainsi que nous en avons un exemple à Chateaugay. A l'ouest de cette commune, le basalte des plateaux est recouvert par des couches basaltiques plus récentes, auxquelles on a donné le nom de basalte du fond des vallées.

Durant cette période d'éruption et de soulèvements, les hauteurs considérables qui se dressent sur toute l'étendue du Plateau Central, amènent bientôt des changements climatériques ; un manteau de neige et de glace couvre tous les sommets ; nous arrivons à la période glaciaire durant laquelle se produisent ces phénomènes étonnants de transports de blocs énormes qui se trouvent aujourd'hui déposés sur le flanc des anciennes vallées (1).

Parmi les coulées de lave de la région, il faut signaler surtout celle du Puy-de-la-Nugère, puissante masse d'andésite, dont l'exploitation fournit la pierre de Volvic ; la coulée la plus récente s'avance jusqu'à l'emplacement actuel du bourg de Volvic, s'arrêtant devant la lave balsatique du Puy-de-la-Bannière. Ces laves ont suivi le fond de la vallée jusqu'au delà du village de

(1) Julien. — *Glaciers du Plateau Central.*

Marsat, où elles donnent naissance à une série de sources extrêmement abondantes. A l'ouest, le Puy-de-Louchadière a produit une vaste coulée de labradorite allant à Pontgibaud rejoindre les têtes de lave de même nature du Puy-de-Côme.

Les éruptions volcaniques se continuent encore pendant l'époque quaternaire, et les premiers hommes assistent à ces derniers phénomènes, ainsi que le démontre la découverte par MM. Girod et Gautier, d'ossements humains trouvés dans les scories sous la coulée de lave du volcan de Gravenoire.

La dernière phase des phénomènes volcaniques semble se traduire par d'abondantes émissions d'eaux minérales, auxquelles se rattachent les formations de travertins calcaires ou siliceux de Chatelguyon, Gimeaux, Prompsat, etc,

A l'époque quaternaire, les alluvions anciennes produites par la fusion des glaciers, se déposent dans la partie occidentale de la Limagne. C'est également l'âge des dépôts fluviatiles exploités près de Saint-Hippolyte et dans lesquels se trouvent des ossements fossiles d'Elephas primigenius, associés à ceux du Bos, du cheval et de nombreux cervidés.

Cette époque enfin se termine par le creusement définitif des vallées qui donne au sol de la Limagne son relief actuel.

Eaux Minérales

L'Auvergne, par sa constitution géologique, est sans contredit l'un des pays les plus favorisés sous le rapport du nombre et de l'abondance des sources d'eaux minérales.

La prospérité de nos nombreuses stations thermales justifie les lignes qu'écrivait Jean Banc en 1605 :

« *Il y a peu de provinces qui puissent aller de pair avec ceste* »
« *cy quand il faudra comparer l'adjencement, utilité et profit* »
« *qu'elle a de ses eaux.* »

Ces sources paraissent disposées sur trois lignes principales de direction Nord-Sud. La plus importante des trois est celle qui suit la falaise occidentale de la Limagne ; la seconde longe la falaise orientale, et la troisième accompagne le cours de l'Allier. Toutes ces sources et beaucoup d'autres placées en dehors des directions que nous indiquons, sont en rapport avec les nombreuses fissures apparentes ou cachées du sol, avec les affleurements des roches granitiques où autres roches éruptives.

Une autre remarque s'applique encore aux eaux minérales d'Auvergne ; elles naissent en général dans les vallées, près des cours d'eau qui descendent de la montagne. Les sources de Royat jaillissent le long du ruisseau de la Tiretaine, la source d'Enval, près de l'Embène, les sources de Chatelguyon, sur le cours du Sardon, celles de Prompsat et de Gimaux dans les eaux du ruisseau de Davayat, etc., situation qui semble indiquer que ces sources minérales sont en relation avec des failles ayant déterminé la position de la vallée en ces points.

La plupart des eaux minérales de la contrée sont exploitées, mais le cadre de ce travail ne comporte pas une étude complète sur ce sujet ; il nous suffira de donner quelques renseignements sur celles qui intéressent le plus directement la région de Riom.

1° La *station de Chatelguyon,* située à cinq kilomètres de Riom, est aujourd'hui une des villes d'eau les plus importantes de l'Auvergne. Le village occupe une situation très pittoresque sur les flancs d'une colline isolée, au sommet de laquelle s'élevait autrefois le château de Guy II, comte d'Auvergne.

Les eaux minérales de cette station émergent du sol à une température de 21 à 35°, elles se donnent en bains, à eau thermale courante ou en boisson. Les sources sont au nombre de 26 ; les principales sont : les sources *Gubler, Deval, Marguerite, Duclos et Yvonne.* Le débit total des sources dépasse deux millions de litres par 24 heures.

La composition rapportée à un litre est la suivante :

SOURCE GUBLER T. 26°	
Gaz acide carbonique libre	1,221
Chlorure de magnésium	1,5832
id. de sodium	1,5226
Bicarbonate de potasse	0,2320
id. de soude	1,0190
id. de chaux	2,2526
id. de lithine	0,1850
id. de protoxyde de fer	0,0680
Sulfate de chaux	0,9941
Silice	0,1000
Arséniate de soude	traces
Alumine	traces
Total	8,6656

SOURCE DEVAL T. 35°	
Gaz acide carbonique libre	0,258
Chlorure de magnésium	1,218
id. de sodium	1,617
id. de potassium	0,178
Bicarbonate de soude	1,054
id. de chaux	2,105
id. de magnésie	0,440
id. de protoxyde de fer	0,054
Sulfate de chaux	0,498
Silice	0,126
Arséniate de soude	traces
Alumine	0,008
Lithine	traces
Total	7,556

Le professeur Gubler a formulé ainsi les indications thérapeutiques des eaux de Chatelguyon ; elles sont, dit-il, stimulantes de toutes les fonctions du tube digestif et de ses annexes : (foie, pancréas, reins).

Les eaux de Chatelguyon rentrent dans la catégorie des eaux chlorurées sodiques et magnésiennes-gazeuses ; elles sont bicarbonatées mixtes. Elles diffèrent des eaux purgatives allemandes qui, en dehors des sels de soude, ne contiennent presque aucun autre principe fixe. Il faut en excepter cependant les eaux de Kissingen, qui présentent à l'analyse une certaine proportion de sel de magnésie, de carbonate de chaux et de fer, et qui se rapprochent beaucoup, par leur composition, des eaux de Chatelguyon (Dr Baraduc).

2° Les sources minérales *de Prompsat* fournissent d'excellentes eaux de table, riches en sels calcaires et magnésiens, en chlorure de sodium ; elles sont légèrement ferrugineuses, lithinées et phosphatées. Elles sortent à la température de 22 degrés d'une couche épaisse de travertins recouvrant une faille qui s'est ouverte le long d'un filon de granulite. (P. GAUTIER).

3° Les *eaux de Rouzat,* voisines des précédentes, sont des eaux bicarbonatées, chlorurées calciques, sodiques et ferrugineuses. Les eaux du Grand Puits sortent à la température de 30° à travers une masse de travertins calcaires. Leur contenance en bicarbonate de chaux est de 1.098 ; la minéralisation totale, rapportée à une litre, est de 4,227. Une source froide, très gazeuse, moins riche en bicarbonate de chaux, est exportée comme eau de table.

Un établissement thermal a été organisé en 1839, à l'époque du captage des eaux. Cette petite station, située près de Riom, à 3 kilomètres de Combronde, aurait seulement besoin d'un peu d'organisation pour prendre un certain essor.

4° Les eaux de Rouzat, et surtout celles de Gimeaux, très voisines l'une de l'autre, sont des eaux incrustantes par la quantité considérable de carbonate de chaux qu'elles renferment ; elles pétrifient, en peu de temps, le bois, la paille, les différents objets qui tombent dans leurs canaux d'écoulement.

Celles de Gimeaux, en particulier, sont l'objet d'une industrie locale semblable à celle de la Fontaine de Saint-Alyre, à Clermont.

5° Les eaux de *Saint-Myon* ont été découvertes en 1605 par Jean Banc. Colbert et Mazarin en firent usage pour la goutte,

Les sources jaillissent à travers la roche granitique qui forme le lit de la Morge ; elles sont au nombre de deux : source Desaix et source Communale, de composition à peu près identique. Ces eaux sont froides, gazeuses, bicarbonatées et ferrugineuses ; on les emploie comme eaux de table et comme succédanées des eaux de Vichy dont elles représentent tous les éléments à un titre plus faible, avec du fer et des traces de lithine en plus. (Miraton).

Bicarbonate de soude	pour un litre	1.914
id. chaux	id.	0,915
id. fer	id.	0,022
Minéralisation totale	id.	5,135

6° Pour terminer, nous citerons les eaux minérales laxatives de Sans-Souci ou de Loubeyrat, la source d'Enval, gazeuse, ferrugineuse et calcique, très recherchée comme eau de table. Cette source jaillit au contact d'un filon de granulite altérée et de veines de pyrite de fer.

Hydrologie

Les sources d'eau douce et les ruisseaux tributaires de la région de Riom, proviennent d'un vaste bassin de réception largement ouvert vers le Nord et l'Est, limité au Sud par le plateau de Chateaugay et à l'Ouest par la ligne hydrographique qui sépare le bassin de l'Allier de celui de la Sioule. Cette ligne suit les cîmes des Dômes jusqu'au Puy de Pauniat, elle s'élève un peu à l'Ouest, dans la commune de Charbonnières-les-Varennes, longe les crêtes formées par le granit d'abord et le gneiss ensuite, et se termine dans les environs de Champs, après avoir tourné brusquement vers l'Est.

La hauteur des points culminants diminue en général à mesure qu'on s'avance vers le Nord. Elle atteint 900 mètres à l'extrémité de la chaîne des Puys ; elle varie entre 750 et 640 de Manzat jusqu'à Saint-Pardoux, et tombe à 580 mètres dans les environs de Champs.

Les conditions de formation des cours d'eau dans la région de Riom, sont identiques à celles décrites dans le travail de MM. Girod et Vigenaud pour Clermont-Ferrand. Les eaux des pluies et des neiges qui tombent sur les sommets volcaniques, traversent la couche d'humus, les pouzzolanes, les scories, véritables filtres livrant passage à une quantité d'eau considérable. Cette eau s'engage sous les coulées de lave qui servent de toits protecteurs, chemine ainsi sur les roches imperméables du fond, de préférence dans le thalweg des vallées et descend vers la plaine.

A l'extrémité des coulées volcaniques et dans les endroits où la lave présente des brisures, ou a été entamée par les travaux faits de main d'homme, jaillissent des sources froides et limpides, suffisamment abondantes pour former de véritables cours d'eau :

1° Entre Volvic et le plateau de Chateaugay, coule le ruisseau des Palles, dans lequel se déversent les sources de Malauzat et de Volvic, naissant sous la lave et celles de Vinzelle et du Vivet, descendant des terrains granitiques. Ce ruisseau, connu plus bas sous le nom de ruisseau de Mirabel, reçoit les sources de Marsat (ruisseau du Maréchat) : il passe à Ménétrol et se jette dans le Bédat, à Chappes.

2° L'Embène prend sa source dans la commune de Charbonnières-les-Varennes, sur un plateau granitique de 850 mètres d'altitude, où prennent également naissance le Sardon et la Morge. Au-dessus du village d'Enval, l'Embène forme la cascade du « Bout du Monde », puis il arrose une vallée ombragée, couverte de pâturages et traverse le village de Mozac pour se joindre, avant d'atteindre Riom, aux ruisseaux de Tournoël et de Saint-Genès-l'Enfant.

L'Embène fournit un petit bras qui traverse Riom (ruisseau des Tanneries) et rejoint près de la gare, le bras principal qui traverse le faubourg de Clermont le long des murs de l'hopital. Il passe enfin près d'Ennezat, reçoit le Bédat près d'Entraigues et se jette dans la Morge au-dessus de Maringues.

3° Le Sardon passe à Chatelguyon et Saint-Bonnet où il fait un coude pour se diriger au sud sur Riom ; là il reprend son cours vers l'Est, longe une partie de la ville au Nord-Est, pour se joindre à l'Embène.

4° La rivière de Morge, peu importante en été, verse dans la plaine, pendant la saison des neiges et des pluies, une quantité d'eau considérable. Née sur le plateau de Charbonnières-les-Varennes, la Morge reçoit les cours d'eau de la région montagneuse de Manzat, Saint-Pardoux, Jozerand et Montcel. Elle traverse la vallée de Combronde, et s'engage pour pénétrer dans la Limagne, dans une gorge étroite entre Saint-Myon et

Artonne. Arrivée à Pontmort où elle se grossit des eaux du ruisseau de Davayat, elle arrose une plaine autrefois marécageuse, aujourd'hui bien cultivée et très fertile.

Enfin, après avoir reçu l'Embène grossi du Bédat, la Morge traverse Maringues et se jette dans l'Allier.

II

Climatologie

Climat Auvergnat

L'usage avait depuis longtemps consacré la division de la France au point de vue des climats en cinq grandes régions : Nord-Est, Nord-Ouest, Sud-Ouest, Sud-Est et provençal. Mais tous les hygiénistes étaient d'accord pour signaler les inconvénients de cette division sommaire en cinq zones. « Il ne serait que strictement juste, disait Arnould (1), d'ajouter à la liste un climat breton, un climat auvergnat, un climat alpestre et peut-être d'autres encore. »

Grâce à l'insistance des hygiénistes, les ouvrages de géographie les plus récents admettent la division de la France en sept régions climatériques, basée sur l'éloignement de la mer, l'altitude et la latitude :

1° Climat parisien. — Influence mitigée de la Manche ; moyenne thermométrique + 10°.

(1) Arnould. — *Traité d'hygiène.*

2° Climat breton. — Egalisation par l'atmosphère marin ; moyenne + 11°.

3° Climat girondin. — Voisinage de l'Océan ; latitude méridionale ; moyenne + 12°.

4° Climat méditerranéen ; moyenne + 14°.

5° Climat lyonnais. — Jura et Alpes ; éloignement de la mer ; moyenne + 11°.

6° Climat vosgien. — Eloignement de la mer ; latitude septentrionale ; moyenne + 9°.

7° Climat auvergnat. — Région élevée déjà éloignée de la mer ; hivers rudes ; étés chauds, neige fréquente ; moyenne + 10° variant avec l'altitude.

Sous le rapport du climat, la Limagne se trouve dans des conditions exceptionnellement favorables, supérieures de tous points à celles du reste de l'Auvergne. Ce sont ces conditions que nous allons successivement envisager en détail, convaincus comme Jaccoud et Fonssagives que le climat de localité offre seul un intérêt réel.

Il existe à Clermont-Ferrand un observatoire dirigé depuis de longues années par M. Plumandon. Avec une grâce dont nous lui savons gré, ce savant météorologiste a bien voulu nous donner oralement des indications précieuses, en même temps qu'il nous autorisait à consulter les registres où sont recueillies les observations faites depuis dix-huit ans, soit à la station de la plaine (Rabanesse), soit à celle du sommet du Puy-de-Dôme. Nous nous occuperons seulement de la station de la plaine dont l'altitude 388m diffère peu de celle de Riom 358m et dont la distance à vol d'oiseau est à peine de 14 kilomètres.

Les statistiques de cet établissement comprennent dix-huit années (1875 à 1892) ; en les publiant nous appellerons l'attention sur les particularités qui se rapportent le plus directement à la ville de Riom.

Température

La température moyenne pour une période de dix-huit années (1875 à 1892) a été de + 10° 08, c'est-à-dire exactement celle de Paris.

La moyenne mensuelle donne les résultats suivants :

Janvier	+	1° 86	Juillet	+	18° 34
Février	+	3° 92	Août	+	18° 21
Mars	+	6° 14	Septembre	+	15° 15
Avril	+	9° 33	Octobre	+	10° 17
Mai	+	12° 99	Novembre	+	6° 25
Juin	+	16° 56	Décembre	+	2° 14

Il nous est impossible de nous arrêter aux moyennes de chaque jour ; mais nous devons faire remarquer qu'une des caractéristiques de notre région est l'écart considérable qui peut exister entre les températures minima et maxima d'une même journée, cet écart atteint souvent 30°, quelquefois davantage.

On peut de même signaler de grandes différences de température entre les jours d'un même mois. En recherchant les maxima et les minima observés depuis 18 ans pour chacun des mois de l'année on relève les chiffres suivants :

MAXIMA					MINIMA			
Mois	Dates	Année			Dates	Année		
Janvier......	1	1883	+	20° 5	13	1878	—	19° 6
Février.....	24	1882	+	21° 4	27	1888	—	14° 6
Mars........	28	1890	+	26° 4	19	1887	—	15° 7
Avril........	29	1887	+	15° 0	15	1887	—	10° 6
Mai.........	26	1880	+	20° 9	7	1882	—	6° 2
Juin	19	1886	+	36° 1	12	1884	—	0° 8
Juillet.......	5	1879	+	26° 6	16	1883		0° 0
Août........	16	1892	+	27° 8	31	1890	+	0° 3
Septembre...	15	1885	+	21° 6	29	1885	—	2° 6
Octobre	1	1890	+	18° 2	27	1887	—	10° 2
Novembre ...	7	1881	+	14° 9	28	1890	—	15° 0
Décembre....	29	1881	+	13° 0	29	1887	—	17° 7

Telles sont les températures extrêmes que nous avons subies depuis 1875.

Dans les conditions de la vie commune, le thermomètre à découvert donne des courbes très intéressantes à étudier ; nous résumons sous ce rapport les feuilles de température publiées chaque semaine par le *Riom-Journal.*

Ces températures sont prises à Riom à sept heures du matin, à midi, et à sept heures du soir.

Les moyennes mensuelles depuis 1891 sont les suivantes :

MOIS	1891			1892			1893		
	7 heures matin	Midi	7 heures soir	7 heures matin	Midi	7 heures soir	7 heures matin	Midi	7 heures soir
Janvier . .	— 3°3	— 0°9	— 2°7	+ 3°1	+ 6°1	+ 3°2	— 1°0	+ 2°2	+ 2°2
Février . .	— 0°1	+ 4°8	+ 2°1	+ 3°4	+ 7°1	+ 4°7	+ 4°8	+ 7°9	+ 5°8
Mars. . . .	+ 4°9	+ 9°3	+ 7°1	+ 2°2	+ 8°6	+ 4°6	+ 5°9	+12°4	+ 8°6
Avril . . .	+ 6°2	+12°9	+ 9°7	+ 8°0	+15°0	+11°2	+10°3	+20°8	+17°1
Mai	+12°2	+14°3	+13°1	+13°7	+20°3	+16°5			
Juin. . . .	+15°4	+22°8	+18°7	+16°5	+23°6	+20°8			
Juillet. . .	+17°2	+23°9	+17°0	+18°1	+25°0	+21°7			
Août. . . .	+16°1	+23°9	+20°8	+17°8	+26°6	+22°9			
Septembre.	+13°2	+22°6	+18°5	+13°7	+22°7	+18°4			
Octobre . .	+10°5	+16°7	+13°7	+10°9	+15°7	+12°0			
Novembre .	+ 4°0	+ 9°2	+ 7°4	+ 7°5	+12°1	+ 9°4			
Décembre .	+ 2°2	+ 6°5	+ 3°8	+ 2°3	+ 6°1	+ 4°0			

Si l'on se rappelle que les premiers mois de 1891 ont été extrêmement froids, on trouvera en somme que les conditions thermométriques de Riom sont assez favorables ; on pourra même remarquer qu'aux mois de septembre de 1892 et 1893, la moyenne des températures prises à midi (22°6 et 22° 7) est supérieure à la plus haute température constatée à Clermont, en septembre depuis 1875 (21°6). En installant pendant trois mois un thermomètre à minima dans les meilleures conditions possibles, nous avons nous mêmes constaté une légère différence dans la moyenne des températures des deux villes.

Pour Riom, cette différence s'explique par l'éloignement plus grand des montagnes, par les variations climatériques moins accusées enfin par l'altitude du lieu.

Il existe en effet entre le sommet de Riom et l'observatoire de Rabanesse une différence d'altitude de 30 mètres, et il est reconnu (Lombard) que la température décroît de 1 degré par 160 mètres. Cette différence équivaut pour Riom à une élévation de 0° 2 de température, elle atteint 0° 5 par suite des conditions locales.

Vents

Notre région subit suivant les dépressions toutes sortes de vents dont la direction est ensuite plus ou moins modifiée par la configuration et le relief du sol, mais le vent dominant de la région, celui qui souffle le plus souvent au sommet du Puy-de-Dôme est le vent Ouest-Sud-Ouest O.-S.-O. Le coteau sur lequel est bâtie la ville de Riom est exposé à tous les vents ; les collines voisines le préservent des vents les plus violents, seuls les côtés Est, Nord-Est et Sud-Est, sont entièrement à découvert. Cette exposition au Sud-Est est ainsi appréciée par Bertrand (1) :

« La ville de Riom, par la disposition avantageuse de ses quatre grandes rues principales, de ses belles promenades publiques où la ventilation n'a aucun obstacle à vaincre, se trouve être par là dans les meilleures conditions de salubrité, mais aussi elle a à souffrir de l'influence fâcheuse des effluves qui se dégagent des plaines marécageuses de Chapes, Saint-Beauzire, Gerzat, le marais de Cœur et des routoirs qui s'y rencontrent. Ces émanations y sont portées directement par les vents du Sud et du Sud-Est et éprouvent un temps d'arrêt ou de refoulement de la part des soubassements des montagnes qui entravent la direction du cours de ces vents et en rendent l'action de contact ou de séjour plus prolongé et par suite plus nuisible ; cet état de choses y favorise aussi l'accès et la stagnation des brouillards qui règnent souvent en abondance dans la plaine de la Limagne pendant la saison automnale et hyémale. »

Le vent Sud-Est étant assez rare dans la région, surtout en hiver, ces émanations ne devaient pas avoir une influence très active, et, il est probable que Riom n'a pas dû beaucoup en souffrir. En tout cas, cette situation n'a plus rien de fâcheux de nos jours, les marais de Cœur, de Saint-Beauzire, de Chappes et de Gerzat ont disparu ; à leur place on ne voit plus que des champs bien cultivés ou de riches prés-vergers ; les routoirs eux aussi n'existent pour ainsi dire plus, la culture du chanvre jadis importante ayant presque complètement disparu de la Limagne avec les filatures qu'elle alimentait.

(1) BERTRAND. — *Topogr. méd. du département du Puy-de-Dôme*, Acad. de Clermont 1847

Pression Atmosphérique

La moyenne de la pression est depuis 18 ans de 727^{mm} 88. Cette moyenne n'est acquise que par des variations assez fortes qui se produisent non seulement dans un même mois, mais aussi dans une même journée ; ces variations dépendent de la position que notre région occupe par rapport à une aire de basses pressions. Le plus souvent le centre des basses pressions se trouve au Nord de la France ou sur le golfe de Gascogne, mais il se déplace continuellement et, il n'est pas rare qu'il passe sur notre région. Rappelons brièvement que dans la partie Sud des dépressions, le temps est généralement mauvais et qu'il est habituellement beau au nord des dépressions ou en dehors de celles-ci.

Pluie

La région de Riom et en général la Limagne sont absolument privilégiées au point de vue de la pluie, les cartes hypsométriques dressées chaque année depuis 1875 ne laissent aucun doute à cet égard. On y voit que la partie de la France qui correspond au cours moyen de la Loire et de la Seine, reçoit peu de pluie ; à cette grande zône se rattachent deux petites régions qui représentent des minima, la Touraine et la Limagne. C'est à un résultat identique qu'est arrivé M. Angot, qui a résumé 20 années d'observations (1869-1888) : « Les minima relatifs des vallées profondes, dit-il (1), s'expliquent aisément : les courants ne peuvent y arriver qu'après avoir opéré un mouvement de descente pendant lequel l'air se réchauffe et peut contenir une plus grande quantité de vapeur d'eau. La vallée de l'Allier abritée des vents d'Est par le Forez, des vents du Sud par les monts de la Lozère, des vents d'Ouest par les montagnes d'Auvergne reçoit très peu d'eau ; elle n'est découverte que du côté du nord et les vents de cette direction sont habituellement secs. »

(1) (ANGOT). — *Répartition de la Pluie*. Nature, p. 403. — 1891.

La quantité moyenne annuelle de pluie est de 640mm 8, chiffre assurément minime. A. des altitudes plus élevées, Pontgibaud inscrit 871mm au pluviomètre, Laqueuille 932mm, Besse 1,227mm, enfin l'observatoire du Puy-de-Dôme 1,582mm6.

Le nombre moyen annuel des jours de pluie est de 137 jours ; ce chiffre est peu élevé, bien qu'il comprenne les petites ondées de peu d'instants. Quant aux orages, ils sont fréquents dans notre région, et les accidents dûs à la foudre, fulguration des hommes, et des animaux, incendies, ne sont pas rares.

Humidité Atmosphérique

L'humidité atmosphérique est très variable ; l'extrême sécheresse alterne souvent avec une forte humidité.

L'humidité moyenne pour les dix-huit années a été de 0,68.

Insolation. — Nébulosité

Enfin, pour clore l'énumération de ces statistiques météorologiques, nous dirons que sur les 4,458 heures pendant lesquelles le soleil se trouve — durant une année — au-dessus de l'horizon, nous avons 1,651 heures d'insolation (moyenne annuelle depuis 1875), et que la nébulosité moyenne calculée de 0 à 10, est pour cette même période de 6 15.

En résumé, le climat de la Limagne offre un violent contraste avec celui des montagnes au pied desquelles elle se trouve. Les traits les plus carastéristiques de ce climat sont : *une température moyenne assez douce 10°08 avec une quantité de pluie très faible* (un des minima de France), mais ces moyennes ne sont acquises que par des écarts considérables. La fréquence de ces écarts parfois très brusques rend les étrangers qui arrivent dans notre pays tout particulièrement susceptibles de contracter les affections qu'on est convenu d'appeler *à frigore*, ou les place dans un état d'infériorité tel qu'ils sont facilement victimes des affections contagieuses (fièvre typhoïde, diphtérie, etc...) mais pour les gens du pays et les étrangers acclimatés, notre climat est salubre, la tuberculose et les affections des voies respiratoires y sont très peu fréquentes. Nous en trouvons la preuve dans les statistiques de recrutement de l'armée.

Dans les cinq dernières années écoulées on compte en moyenne en France, sur 10,000 conscrits 24 5 exempts pour phtisie, 19 5 pour maladie de l'appareil respiratoire ; dans le département du Puy-de-Dôme on trouve seulement 6 5 exempts pour phtisie ; 7 2 pour affections de l'appareil respiratoire.

III

Culture et Industrie

Le département du Puy-de-Dôme est classé en France au 10e rang au point de vue de la valeur vénale de l'ensemble de ses cultures qui est de 1,610 millions de francs (1). Il occupe le 17e rang pour le revenu de la superficie cultivée, s'élevant à 41,286,893 francs pour 769,069 hectares. Il est classé au *premier rang d'après le morcellement de la propriété.* Sur mille exploitations, on en compte 900 d'une contenance de moins de 5 hectares et le nombre des propriétaires-cultivateurs du département s'élève à 25,000 environ.

La grande culture malgré quelques essais isolés est peu répandue dans la région, chacun, surtout en Limagne, s'appliquant à posséder son champ, sa vigne, et à subvenir à ses besoins immédiats.

Nous n'avons pas à énumérer ici toutes les plantes cultivées dans la région, et encore moins à comparer la culture de la

(1) Statistique officielle du Ministère des Finances.

plaine à celle de la montagne, bornons nous à rappeler que la Limagne déjà vantée par Sidoine Appollinaire, produit en abondance des céréales, des pommes de terre, des betteraves.

Les prés et les prés-vergers sillonnés par de nombreux cours d'eau fournissent d'abondants fourrages ; les vignes plantées sur le flanc des côteaux sont aussi d'un excellent rapport.

Mentionnons encore au voisinage de Riom les immenses jardins maraîchers qui alimentent non seulement les marchés de la ville, mais aussi ceux de Clermont, de Thiers et des villes d'eau de la contrée.

Toujours cultivée, toujours féconde, n'exigeant que peu d'engrais (trèfle ou fumier), la Limagne dont Georges Sand a signalé *l'insolente fécondité,* fait du département du Puy-de-Dôme, l'un des plus riches de la France.

Les industries agricoles, autrefois prospères, sont aujourd'hui peu nombreuses. La culture du chanvre et du lin étant à peu près abandonnée, les routoirs ne contiennent que des eau claires ou sont comblés, et l'on voit de jour en jour diminuer le nombre des tisserands et des femmes filant à la quenouille ; de même ont disparu les filatures de l'Hôpital, de Saint-Martin, etc.

La seule huile fabriquée dans le pays est l'huile de noix. La tannerie autrefois très prospère à Riom et dans les environs est à peu près délaissée.

La meunerie, malgré la surproduction des céréales s'est transformée et beaucoup de moulins ne fonctionnent plus. Les fruits très abondants servent à la fabrication des compotes et des pâtes d'Auvergne. Les tabacs, d'assez bonne qualité, mais dont la culture diminue chaque année d'importance, sont dirigés sur la manufacture de Riom. L'industrie agricole de nos jours la plus florissante est assurément l'industrie sucrière et alcoolique. Les betteraves récoltées dans la plaine alimentent les trois usines de Bourdon, Chappes et Saint-Beauzire.

L'usage étant de rattacher les animaux à la culture, nous signalerons la vache laitière d'Auvergne qui réunit deux qualités précieuses : d'être bête de travail et de produire du lait.

L'industrie du lait a une certaine importance. En dehors de la consommation quotidienne de la ville, le lait sert à fabriquer un beurre d'excellente qualité ; le fromage est surtout un produit de la montagne.

A côté des bêtes à cornes, presque toutes de race ferrandaise, le pays produit des chevaux peu remarquables de forme, mais de grande résistance, d'excellents mulets, enfin d'innombrables animaux de basse-cour, dont on ne sait pas tirer tout le parti possible (foie gras), etc.

La seule industrie du pays ne se rattachant pas à la culture est celle de la lave de Volvic. L'extraction, la taille et le transport de cette pierre grise occupent surtout à Volvic un grand nombre d'ouvriers.

A cette industrie, se rattache l'usine Saint-Martin où l'on scie au diamant la lave et où on la recouvre d'émail ; le plus grand avenir artistique est réservé à ces émaux.

IV

Anthropologie

L'Auvergne, au début des temps historiques, était habitée par une race gauloise, les Arvernes, dont le nom rappelle la situation élevée de leur habitat sur le plateau montagneux du centre de la France. Ils formaient un peuple puissant dont l'autorité s'étendait jusqu'aux confins du Velay, du Gévaudan et du Lot.

Les premières migrations gauloises paraissent remonter à deux ou trois mille ans avant notre ère, d'autres ont eu lieu beaucoup plus tard. Ces peuples étaient divisés en une foule de tribus se rattachant au rameau Erse ou gaelique et au rameau Kymris, le dernier venu en Occident (Roujou) (1).

Ces conquérants à cheveux blonds, à la taille élevée, venus du

(1) Roujou, — *Thèse Doctorat ès-sciences*.

nord de l'Orient pour s'implanter en Gaule, ont été confondus à tort, pendant longtemps, avec les Celtes. D'après Broca (1); les Celtes bruns et brachycéphales appartenaient à une race autochtone formée de mélanges divers et constituée soit en Orient, soit en Gaule, avec des éléments ethniques eux-mêmes plus anciens. Ces peuples sédentaires, s'adonnant à la culture de la terre, bâtissant déjà des villes, furent absorbés, en partie du moins, par les Gaulois conquérants dont ils prirent le nom (Roujou).

Antérieurement aux Celtes, d'autres races brachycéphales dont les traces fort anciennes remontent aux âges préhistoriques, existaient en Auvergne. L'homme quaternaire, type dolichocéphale, semble avoir vécu également dans nos contrées, ainsi que le démontrent la découverte des silex taillés trouvés dans les sablières d'Arpajon, près Aurillac, et plus récemment les ossements rencontrés dans les scories du volcan de Gravenoire (2).

L'existence de l'homme quaternaire n'a qu'un intérêt purement historique. Il est en effet certain que les colonies éparses et disséminées des types primitifs, vivant de pêche et de chasse, ont dû disparaître soit par l'émigration vers le nord, soit par les croisements successifs que les races nouvelles leur ont fait subir.

A l'époque de l'invasion romaine, trois peuples différents occupaient le territoire de la Gaule : les Belges au nord-est, les Celtes de la Garonne à la Seine et les Aquitains au sud-ouest.

Les Celtes, primitivement, s'étendaient sur tout le nord-est et sur la Grande-Bretagne ; ils paraîssent avoir été refoulés environ 600 ans avant notre ère par les Kymris qui s'établirent dans le nord sous le nom de Belges.

Ces deux races Celtes et Belges constituent, d'après Broca, le fond de la race française actuelle, race croisée, dont les caractères varient de région à région, selon les proportions relatives des éléments qui prennent part au croisement.

A l'époque romaine, les Celtes et les Belges commençaient déjà à se mêler en Gaule ; César, en substituant à ces peuples divers un peuple unique, les Gaulois, facilita sans doute les croisements.

(1) Broca. — *Mémoires d'Anthropologie.*

(2) Vigenaud-Girod. — *Topographie de Clermont.*

La race romaine, en raison des éléments ethniques très divers dont elle se composait et du nombre peu considérable de colons, soldats ou administrateurs qui s'installaient dans les villes, ne paraît pas avoir modifié beaucoup la population de la Gaule. On rencontre cependant quelques-uns de ces types : le crâne n'est pas allongé, dolichocéphale, il est long et large, de grande capacité et caractérisé surtout par un aplatissement très accusé du vertex (1).

Ce type existerait en particulier aux environs de Lezoux, chez les descendants des anciens potiers romains et italiens (Roujou).

Les autres peuples d'origine méridionale venus en Gaule, sont les Phéniciens, les juifs sémitiques ou Arabes et les Sarrazins. Boyer et Roujou rattachent aux races Berbères et Arabes certains dolichocéphales aux cheveux noirs, aux yeux bruns, au nez mince et aquilin du canton d'Herment.

Après la domination romaine, de terribles invasions de peuples du Nord et de l'Orient s'abattent sur la Gaule, germanisant à des degrés divers les vieilles races gauloises. Ces conquérants avides, Huns, Visigoths, Burgondes, sèment partout la destruction, s'emparent du sol, réduisent les habitants en servage ou les emmènent en captivité. Les Normands, au ve siècle, agissent encore de même.

L'Auvergne, grâce à sa situation centrale et à ses défenses naturelles, semble avoir échappé, en partie du moins, à ces invasions et n'avoir reçu qu'une faible infusion de sang étranger.

Les grands mouvements de population ne se produisent plus à notre époque ; mais les croisements, les mélanges de races, grâce aux facilités de communications se font d'une manière plus lente et plus sûre. Cette migration des peuples et leur mélange suit certaines lois et ne se trouve pas livrée complètement au hasard ; les populations, comme les fleuves, ont une source d'où elles s'épanchent ; elles suivent leur cours et presque toujours comme ces derniers, elles descendent des hauteurs vers les plaines.

Il existe des centres de dispersion, et pour la France, le Plateau Central en est un. Certaines populations des montagnes d'Auvergne peuvent ainsi nous offrir le type des anciennes races conservées dans le plus grand état de pureté.

L'étude complète d'une race ne se borne pas aux recherches

(1) Lagneau. — *Anthropologie de la France*

sur sa provenance ; elles s'étend en outre à trois sortes de caractères : physiques, intellectuels et moraux.

Caractères Physiques

D'après l'ensemble des données ostéologiques, ethnologiques et des statistiques, M. Lagneau (1) donne pour caractères à la race celtique :

« Un crâne globuleux, assez volumineux, sous-brachycéphale avec indice céphalique moyen de 0,82 ; diamètre antéro-postérieur de 0,17 à 0,18 ; diamètre transverse 0,14 , une capacité cranienne considérable de 1500c ; un diamètre bizigomatique de 0,13, quoique les arcades soient peu saillantes ; une forte dépression naso-frontale ; les cheveux lisses, châtain-clair dans l'enfance, châtain foncé et bruns chez l'adulte ; yeux à iris gris clair ; face assez large ; menton arrondi ; teint coloré ; cou assez court, taille peu élevée, moyenne 1,61 ; bonne constitution ; peu d'infirmités. »

Mensuration du Crâne

« Capacité cranienne 1523 c 12 ; diamètre antéro-postérieur 0,1744 ; transverse 0,1466 ; circonférence, 513.47 ; indice céphalique 84,07. » (Broca).

Les mensurations de crâne que nous avons faites nous ont fourni des résultats à peu près identiques :

Crâne : circonférence horizontale = 0,506, diamètre longitudinal 0,1752 ; transverse 0,1460 ; indice crânien 83,30 ; courbe longitudinale, de l'épine nasale à la bosse occipitale 0,311 ; courbe transversale d'un trou auditif à l'autre 0,315 ; écartement des fosses temporales au niveau des apophyses orbitaires 0,097 ; diamètre bizigomatique 0,116.

Les anciens crânes de la région, dont quelques types sont déposés à la Faculté des Sciences de Clermont, ont un indice moins élevé que la moyenne des crânes de l'époque actuelle.

(1) Lagneau — *Anthropologie de la France.*

Des ossements trouvés en 1840 au Puy Saint-Romain, dans un tombeau en briques, recouvert d'autres sépultures, ont servi à reconstituer un squelette d'une taille de 1 m. 88 dont le bras était entouré d'un bracelet et à côté duquel se trouvait une épée entièrement oxydée.

Le crâne volumineux avait pour diamètre longitudinal 0,182 ; transversal 0,146 ; indice cranien 80,20 ; courbure antéro-postérieure 0,310 ; courbure transversale 0,305 ; la face développée en largeur mesurait, dans son diamètre bizigomatique 0,116 et l'écartement des fosses temporales sur la crête orbitaire était de 0.10.

D'autres crânes paraissant remonter à la même époque nous ont donné comme mensurations moyennes : diamètre longitudinal 0,1825 ; transverse 0,1434 ; indice moyen 78,25.

Les mensurations céphaliques prises sur 2,000 soldats du département du Puy-de-Dôme, nous ont donné les résultats suivants :

« Circonférence cranienne 0,556 ; diamètre antéro-postérieur 0,1836 ; transverses 0,1561 ; indice céphalique 85,00 ; diamètre bizigomatique 0,12.

Tableau de la répartition des divers indices observés :

Indices	100	96	95	94	93	92	91	90	89	88	87	86	85	84	83	82	81	80	79	78	77	76	75	74	70
Nombre °/oo		2	10	8	8	16	22	28	52	86	86	102	120	92	76	74	82	44	24	22	12	11	10	6	»

Le maximum de la courbe des indices se trouve à 0,85 ; il existe, en outre, deux petits crochets ascendants, l'un à 88, l'autre à 81, qui, par leur présence, semblent indiquer l'existence de deux éléments constitutifs.

Le degré de brachycéphalie est plus élevé dans la montagne ; il est moins accusé dans les grands centres, dans le voisinage des grandes voies de communication, des lignes de chemins de fer.

Dans l'arrondissement de Riom, les cantons de Montaigut et de Saint-Gervais, avant la création des voies ferrées, étaient en relations suivies avec une partie du département de l'Allier. Ainsi s'explique sans doute leur infériorité relative à l'indice céphalique.

L'arrondissement de Thiers présente un indice céphalique moyen de 84,7, tandis que celui de l'arrondissement de Riom est de 85,5. Malgré la différence notable dans l'indice céphalique, les mêmes remarques s'appliquent à ces deux arrondissements.

Les chiffres de l'arrondissement de Clermont sont trop incomplets pour permettre d'en tirer des conclusions.

Pour les arrondissements d'Issoire et d'Ambert, le degré de brachycéphalie paraît un peu moins accusé ; les mensurations donnent les résultats suivants : Diamètre antéro-postérieur 0,182 ; transversal 0,153 ; indice 84.

Couleur des Cheveux et des Yeux

Relevé des listes de recrutement, pour une période de douze années. Cheveux :

Arrondissements	Brun	Châtain	Blond	Roux	TOTAL	Moyenne pour cent			
						Brun	Chât.	Blond	Roux
Clermont....	1552	3717	820	46	6135	25.2	60	13.3	0.7
Issoire.......	432	2658	655	19	3764	11.4	70.5	17.4	»
Ambert......	420	2680	566	24	3690	11.3	73	15.3	0.7
Riom	3556	5050	1108	20	9734	36	52	11.3	»
Thiers.......	1458	2314	464	23	4259	34	54.5	10.8	»

Couleur des Yeux

Moyenne pour cent, d'après l'examen de 2,000 jeunes soldats :

Arrondissements	Foncés			Mixtes[1]	Clairs		
	Marron	Châtain	TOTAL		Gris	Bleu	TOTAL
Clermont......	32.00	5.20	37.20	5.00	32.20	25.60	57.80
Riom	31.60	8.50	40.10	5.80	34.10	20.00	54.10
Thiers	35.40	5.00	40.40	4.80	33.80	21.00	54.80

[1] Yeux mixtes : à iris clair à la phériphérie et foncés au centre.

Statistique de la couleur des yeux et des cheveux des ouvrières de la manufacture de tabac de Riom

	Bleus	Gris	Mixtes	Marrons	TOTAL
Yeux……	92	200	23	185	500
	Roux	**Blonds**	**Châtains**	**Noirs**	**TOTAL**
Cheveux…..	2	13	402	83	500

Relevé de la couleur des yeux et des cheveux des enfants des écoles communales de l'arrondissement de Riom

CANTONS		YEUX			CHEVEUX				
		Foncés	*Mixtes*	*Clairs*	*Bruns*	*Chat^ns^*	*Blonds*	*Roux*	*Totaux*
Aigueperse.	Garçons.	83	45	110	58	126	52	2	238
	Filles…	82	32	90	28	116	57	3	204
Combronde.	Garçons.	93	59	142	74	135	82	3	294
	Filles…	64	61	71	16	131	46	3	196
Riom …..	Garçons.	269	120	281	131	350	169	20	670
	Filles…	214	80	234	104	277	135	12	528
Ennezat…	Garçons.	104	68	134	63	161	68	14	306
	Filles…	64	30	76	37	80	50	3	170
Randan…	Garçons.	49		43	17	57	18		92
	Filles…	111	29	115	48	137	64	6	255
St-Gervais.	Garçons.	55	27	76	25	74	47	12	158
	Filles…	37	17	48	13	65	24		102
Manzat…	Garçons.	72	24	71	21	105	40	1	167
	Filles…	78	45	97	36	110	66	8	220
Montaigut.	Garçons.	171	82	242	77	206	201	11	495
	Filles…	88	45	109	40	124	77	1	242
Pionsat…	Garçons.	124	52	256	118	209	79	26	432
	Filles…	127	68	227	96	230	94	2	422
Menat…..	Garçons.	131	47	85	73	128	58	4	263
	Filles…	63	24	66	33	64	54	2	153
Totaux…	Garçons.	1151	524	1440	657	1551	814	93	3115
	Filles..	920	441	1131	451	1334	667	40	2492
Pour cent	Garçons.	36.90	16.8	46 20	21 2	49.7	26.1	3	100
	Filles…	37.30	17.7	45.00	18.9	53 5	26.7	1.6	100

Pour mieux apprécier la valeur de ces résultats, nous pouvons les comparer avec ceux fournis par les jeunes soldats de deux groupes limitrophes, situés aux extrémités opposées du département du Puy-de-Dôme.

1. Département du Cantal

MENSURATIONS CÉPHALIQUES	TAILLE MOYENNE	AGE	MOYENNE POUR CENT			
			CHEVEUX		YEUX	
Diam. ant°post. 18.37	1m64	22 ans	Blonds	8.00	clairs { bleus	29
id. transvers[1] 15.65					clairs { gris	24
Indice céphali. 85.51			Chatains	58.00	TOTAL..	53
			Bruns	34.00	foncés { chat.	27
					foncés { mar.	20
					TOTAL..	47

2. Département de l'Allier

MENSURATIONS CÉPHALIQUES	TAILLE MOYENNE	AGE	MOYENNE POUR CENT			
			CHEVEUX		YEUX	
Diam. ant°post. 18.25	1m64	22 ans	Blonds	10.00	clairs { bleus	27
» transvers[1] 15.39			Châtains	57.00	clairs { gris	32
Indice céphali. 84.30			Bruns	32.00	mixtes	4
			Roux	1.00	foncés { chat.	16
					foncés { mar.	21

En résumé, les cheveux châtains et les yeux à iris clair sont actuellement le caractère dominant de la race Celtique en Auvergne. Ce caractère semble résulter du croisement d'un type brun à yeux foncés et d'un type blond à yeux bleus.

Le grand nombre d'iris mixtes, c'est-à-dire bruns au centre et clairs à la périphérie, la fréquence des individus bruns à yeux bleus et réciproquement des blonds à yeux marrons sont des preuves de l'existence d'un métis.

La répartition dans les cantons des différents types est très inégale dans l'arrondissement de Riom, les cantons de la montagne ont une proportion plus grande de cheveux bruns, tandis que le contraire s'observe dans les cantons de la plaine ; cette tendance offre néanmoins de nombreuses exceptions.

Dans le canton de Pionsat, le type brun à yeux bleus est fréquent ; dans le canton d'Ennezat, on rencontre un certain nombre de blonds à yeux marrons.

Dans le canton de Manzat, les cheveux blonds sont en notable proportion, 21 pour cent, et les yeux à iris clair atteignent 65 pour cent.

Dans le canton de Saint-Gervais, les yeux à iris clair sont abondants, 65 pour cent, malgré la rareté relative des cheveux blonds, 5 pour cent.

Dans l'arrondissement de Clermont, le canton de Rochefort se fait remarquer par la fréquence des yeux clairs, 70 pour cent et celle des cheveux blonds ; dans les cantons de Clermont, les yeux foncés et les cheveux bruns sont dominants chez les habitants de la ville, mais ils sont beaucoup moins abondants dans les communes voisines en particulier du côté du sud-ouest.

Dans l'arrondissement de Thiers, les yeux clairs sont abondants dans les cantons de la plaine, bien que les cheveux blonds soient assez rares.

Dans les arrondissements d'Ambert et d'Issoire, le type blond est en général beaucoup plus accusé ; dans le canton d'Issoire et le long du cours de l'Allier, le type brun paraît plus abondant.

D'après les résultats des statistiques précédentes, les cheveux blonds s'observent environ sur le douzième de la population, mais, dans cette appréciation, il faut tenir compte de l'âge des sujets.

Chez l'enfant, le type blond est beaucoup plus fréquent ; chez l'adulte, le type brun devient de plus en plus accusé à mesure que l'âge augmente, de telle sorte que vers 40 ans les cheveux bruns sont presque aussi abondants que les cheveux châtains.

Taille

Dans le classement des 89 départements, d'après le nombre croissant proportionnel des exemptions pour défaut de taille, période de 1831-1866, le Puy-de-Dôme occupe le 87e rang, avec une proportion de 128,55 exemptions pour mille hommes (Broca).

La moyenne des ajournements pour défaut de taille pour une période de cinq années, 1887-1892, a été, dans le Puy-de-Dôme, de 37 pour mille ; la moyenne générale de la France, dans cette même période, étant de 22,5.

Bien que les chiffres de ces dernières années soient plus favorables, le département occupe le 79e rang, d'après le nombre croissant des ajournés pour défaut de taille.

Pour avoir une idée exacte de la valeur de la taille moyenne, il faut également tenir compte de la quantité relative des grandes tailles (1 m. 73 et au-dessus).

D'après Boudin, le nombre des recrues ayant au moins 1 m. 732 (cuirassiers), sur un contingent de 10,000 hommes, de 1836 à 1840, était, dans le Puy-de-Dôme, de 419; le département occupait en France le 78e rang, par ordre décroissant.

Dans les cinq dernières années, 1887-1892, la moyenne des grandes tailles, 1 m. 73 et au-dessus est de 59 pour mille dans le Puy-de-Dôme, la moyenne de la France étant de 92.

Dans le canton d'Herment qui présente la moyenne de la taille la plus élevée de tout le département, cette moyenne était, pour la période de 1820 à 1830 de 1 m. 657, elle s'est élevée à 1 m. 669 pour la période de 1887 à 1893.

Il semble donc que la moyenne des grandes tailles se soit légèrement accrue dans ces dernières années.

1. Relevé numérique pour les arrondissements de Riom et Thiers et par canton, des hommes appelés devant le conseil de révision, pendant une période de 10 ans, 1821-1831 (Fleury) :

CANTONS	APPELÉS	Exempts pour position de famille	Formant le contingent	Exempts Infirmités	Exempts défaut de taille	Rapport pour cent	Taille moyenne
Pontaumur....	648	97	551	261	86	0.15	1.652
Aigueperse ...	747	129	618	332	118	0.19	1.650
Ennezat........	456	72	384	196	64	0.16	1.650
Saint-Gervais..	498	89	409	192	88	0.21	1.647
Pionsat.........	422	72	350	181	83	0.23	1.646
Randan	489	67	422	237	115	0.27	1.644
Pontgibaud....	572	104	468	256	88	0.18	1.644
Combronde....	481	94	387	208	93	0.24	1.643
Montaigut.....	367	52	315	160	74	0.23	1.640
Manzat........	647	114	533	319	143	0.26	1.640
Riom	1238	221	1607	597	244	0.22	1.640
Menat.........	508	79	429	225	188	0.27	1.631
TOTAL...	7123	1190	5933	3164	1314	0.221	1.644
Thiers	750	98	652	374	217	0.33	1.646
Lezoux........	597	103	494	266	126	0.25	1.643
Maringues......	404	55	349	183	99	0.28	1.641
Châteldon	424	70	354	214	169	0.30	1.639
Saint-Rémy ...	547	83	464	248	102	0.21	1.635
Courpière.....	960	153	807	501	299	0.37	1.635
TOTAL...	3682	562	3120	1786	952	0.305	1.639

2. Relevé des tailles, d'après les listes de recrutement, pour une période de cinq années (1887-1891), arrondissements de Riom et de Thiers :

CANTONS	Conscrits nombre	Bons	Ajournés	Défaut taille pour cent.	Exempts	Taille moyenne
Pontaumur ...	475	349	82	12.86	17	1.659
Pionsat.......	330	241	58	5.52	13	1.657
Saint-Gervais	417	296	79	10.47	8	1.656
Montaigut.....	568	411	95	11.67	17	1.644
Aigueperse....	408	317	54	30.30	9	1.642
Riom E.......	321	231	49	37.23	25	1.641
Ennezat	291	224	36	16.00	13	1.639
Manzat	518	361	120	31.37	17	1.635
Pontgibaud....	470	345	86	34.33	15	1.635
Randan.......	230	172	40	10.00	7	1.633
Riom O.......	327	243	55	33.14	14	1.632
Menat........	445	290	121	25.75	14	1.629
Combronde	337	263	47	52.63	10	1.626
					moyenne	1.642
Lezoux	363	258	64	72.81	19	1.638
Saint-Rémy...	589	392	147	53.81	22	1.634
Châteldon.....	337	231	67	48.95	16	1.632
Thiers..	627	475	129	67.13	19	1.628
Courpière.....	585	376	142	90.56	30	1.627
Maringues	224	155	50	21.05	5	1.625
					moyenne	1.631

Il semble résulter de la comparaison des deux tableaux précédents que la population de l'Auvergne a subi depuis le commencement du siècle une légère diminution au point de vue de la taille.

En outre, alors que dans l'ensemble de la population de la France, on constate depuis longtemps une diminution des grandes et des petites tailles à l'avantage des tailles intermédiaires (1), en Auvergne, au contraire, les résultats précédents, loin de mar-

(1) MORACHE. — *Hygiène militaire.*

quer une tendance à l'homogénéité, indiquent un écart plus considérable entre les tailles extrêmes.

Dans l'arrondissement de Riom, les cantons de la montagne, Pontaumur, Pionsat, etc., accusent une élévation de la moyenne de la taille, alors que les cantons de la plaine, ceux qui sont le mieux situés au point de vue des communications, stations de chemin de fer : Riom, Aigueperse, subissent une baisse dans la moyenne de la taille.

De même, dans l'arrondissement de Thiers, la moyenne de la taille diminue d'une manière plus sensible dans les centres Maringues et Thiers.

En résumé, la taille moyenne des jeunes soldats du département est de 1 m. 634, un peu inférieure à la moyenne des conscrits de la France, qui s'élève à 1 m. 647.

Il est intéressant encore de faire remarquer les différences extrêmes qui séparent les régions orientales et occidentales du département.

Les arrondissements de Thiers et d'Ambert s'étendent sur la chaîne des montagnes de l'est qui sont granitiques et peu fertiles; la culture du sol y est en général difficile et peu rémunératrice. Aussi, les habitants abandonnent facilement les champs pour se livrer aux différents genres d'industrie nombreux dans la région.

La richesse de ces arrondissements est bien plus industrielle qu'agricole. La vie en commun dans les ateliers, le surmenage, en particulier chez les enfants qui, souvent, sont occupés, dès le plus jeune âge, à de trop pénibles travaux, exercent une influence fâcheuse sur le développement physique des habitants.

Les montagnards de l'ouest, au contraire, après les récoltes de leurs moissons, ne s'occupent guère que de soigner leur bétail. Les prairies n'exigent pas un travail pénible et les travaux agricoles se résument en somme dans le labourage des terres. Cette vie facile, combinée à une aisance relative, contribue, dans une certaine mesure, à la conservation de la race et à son amélioration.

Cette influence du sol, dont l'importance est considérable, ne paraît cependant pas suffisante à elle seule pour tout expliquer ; s'il en était ainsi, cette divergence générale que nous venons de signaler, ne pourrait s'étendre à certaines contrées de la Limagne, contrées riches et fertiles, qui possèdent au même degré les caractères physiques des cantons les plus montagneux de la région orientale.

Il semble que le cours de l'Allier trace une limite entre deux races distinctes, différant l'une de l'autre, non-seulement par la taille, mais par les autres caractères.

Envergure

La grande envergure paraît avoir un développement notable chez la race Auvergnate ; à l'âge adulte, moins d'une fois pour cent, on la trouve inférieure de un ou deux centimètres à la taille.

De vingt à vingt-cinq ans, l'indice d'envergure, = 1047 pour un mètre de taille. De vingt-cinq à trente ans, l'indice d'envergure = 1057 pour un mètre de taille.

Chez le vieillard, l'indice d'envergure continue à croître jusqu'à un âge très avancé, en raison de la diminution de la taille qui s'observe alors. Le développement de l'envergure semble un peu plus grand chez les hommes de petite taille que chez les hommes de grande taille.

L'envergure = 105,9 ; Taille = 100 chez les hommes de 1 m. 63 et au-dessous.

id. = 105,7 ; Taille = 100 chez les hommes de 1 m. 64 et au-dessus.

D'après le docteur Collignon, l'indice d'envergure dans la race française = 104,4.

Nez

D'après le même auteur, l'indice nasal pour la race Celtique est de 61,03. Nos mensurations, au nombre de 500, nous donnent un indice de 66,80, ce qui représente un nez un peu épaté ou élargi.

Les moyennes obtenues ont été les suivantes : Hauteur, 50 millimètres, largeur, 36 millimètres.

Face

L'indice facial peut être obtenu par la comparaison du diamètre bizigomatique avec le diamètre transversal du crâne ;

plus l'indice se rapproche de cent, plus le développement de la face est grand par rapport à celui de la tête. Ce rapport est de 0,76.

Le développement facial peut être encore évalué par la comparaison du diamètre bizigomatique avec le plus grand diamètre de la tête : du vertex au menton, dont la moyenne est de 0,242 indice facial $= \frac{1200}{2420} = 0,492$.

Oreille

La grandeur ou la hauteur de l'oreille est en moyenne de 0,0599, la moyenne varie un peu dans les divers arrondissements. Thiers = 0,06 ; Riom = 0,0595 ; Clermont = 0,0583.

On trouve très fréquemment une inégalité entre les deux oreilles, variant de 1 à 6 millimètres, l'inégalité s'observant aussi fréquemment à gauche qu'à droite.

Bosse Occipitale

Le développement de la bosse occipitale ne semble pas très accusé ; sur mille examens, elle a été trouvée nulle 485 fois, moyenne 415 fois et forte 100 fois.

Recrutement

D'après la statistique des cinq dernières années, publiée sur le recrutement, le nombre des exemptions dans le Puy-de-Dôme, s'élève en moyenne à 85 pour mille hommes, chiffre inférieur à celui de la moyenne de la France, = 95 pour mille.

La moyenne des hommes versés aux services auxiliaires, est de 52 pour mille, elle est inférieure à la moyenne de la France : 69.

Le nombre proportionnel des jeunes gens reconnus propres au service actif, est de 445 pour mille, un peu inférieur à la moyenne de la France qui est de 450.

Le nombre des jeunes gens liés au service, engagés volontaires, est sensiblement au-dessous du chiffre moyen de la France.

La différence la plus notable est celle qui existe dans le nombre des ajournés : dans le Puy-de-Dôme, 191 pour mille ; en France, 135 pour mille. Ce nombre considérable d'ajournés est une preuve du développement tardif de la population, signalé depuis longtemps pour toute la zône celtique.

Il est nécessaire d'en tenir compte pour avoir une appréciation exacte de la valeur physique des habitants de ces régions.

Les mensurations faites sur les hommes incorporés au 105e régiment d'infanterie, conscrits et réservistes, montrent les variations sensibles que l'âge apporte dans la taille des individus :

Hommes de 20 à 24 ans, taille moyenne, 1 m. 633 ;
id. 25 à 30 ans. id. 1 m. 650.

D'après Collignon, chez le Celte, le tronc et le thorax sont plus courts que dans la race kymrique ; au contraire, toutes les mesures de largeur, d'épaisseur et de circonférence sont plus fortes dans la race celtique.

Les jeunes soldats incorporés en 1892 au 105e d'infanterie avaient un périmètre moyen de 0 m. 843 avec une taille de 1 m. 633 (mensurations prises d'après la méthode Vallin).

Ce périmètre thoracique dépassant la demi-taille de 0,025, est un peu au-dessus de ce qui est exigible pour une bonne conformation. Le poids moyen de ces hommes s'élevait à 57 k. 700, chiffre un peu inférieur à la moyenne désirable : 60 k. 500 pour une taille de 1 m. 635 (Morache).

Cette infériorité relative du poids est aussi une conséquence du mode de développement de la race.

D'après les recherches faites par l'un de nous sur le développement du poids pendant les premières années du service militaire (1), les jeunes soldats du département du Puy-de-Dôme avaient, au bout d'un an, obtenu, en moyenne, un gain en poids de 2 k. 700 grammes.

---

(1) Dr Bouchereau. — *Archives de Médecine et Chirurgie Militaires*, 1890.

V

Type Criminel

Nous terminerons l'étude anthropologique de la race auvergnate par quelques considérations sur le type criminel de la région et sa comparaison avec le type dit normal.

Notre examen a porté sur un chiffre de 200 criminels, natifs du département, incarcérés à la maison d'arrêt de Riom.

Crâne

D'après les données approximatives, fournies par les courbes du crâne et les dimensions des deux principaux diamètres, les criminels paraissent avoir une capacité cranienne au moins égale, sinon supérieure à celle des types normaux de la région. La capacité cranienne la plus grande se rencontre chez les faussaires ; elle semble également au-dessus de la moyenne chez les assassins, les meurtriers.

Le développement cranien est faible chez le voleur, il atteint son minimum chez les incendiaires et les violateurs.

Indice Céphalique

L'indice céphalique des criminels, reproduit approximativement le type régional, il est de 84,90 (chez les non criminels 85,00).

Cet indice offre des divergences très notables selon le genre de criminalité.

La brachycéphalie est très accusée : 1° chez le faussaire, indice $\frac{1620}{1870}$ 86,50 ; 2° chez l'incendiaire, indice $\frac{1696}{1828}$ 86,20 ; chez le meurtrier et l'assassin, indice $\frac{1600}{1874}$ 85,4. La brachycéphalie est moins accusée chez le voleur, indice $\frac{1584}{1871}$ 84,60 ; elle est minimum chez les condamnés pour attentats à la pudeur, indice $\frac{1899}{1586}$ 83,50.

En comparant l'indice céphalique des militaires à celui des criminels âgés de moins de 30 ans, on trouve chez ces derniers une supériorité légère de brachycéphalie.

Oreille

Pour 100 criminels, les oreilles sont : écartées, 27 ; collées, 13 ; à lobule collé, 7 ; grandes, 9 ; petites, 5.

Front

Fréquemment haut, bombé, découvert chez les assassins et les meurtriers ; étroit, fuyant, chez les incendiaires; droit, couvert, chez les voleurs.

Yeux

Les yeux bleus et gris représentent deux tiers des cas ; les yeux à iris sombre, un tiers.

Cheveux

La calvitie précoce est fréquente, elle est observée dix fois sur cent. La couleur des cheveux chez les criminels est la suivante pour cent : noirs 13, châtains, 84, blonds, 2, roux 1. Les cheveux blonds sont plus rares que dans le type normal. Les cheveux roux, observés quatre fois sur mille environ, chez les militaires semblent avoir chez les criminels une plus grande fréquence. Pour la coloration de la barbe, la statistique donne pour cent : rousse, 10 ; blonde, 9 ; châtain, 74 ; noire, 7. Il semble que la teinte rousse des cheveux ou de la barbe se rencontre surtout chez les criminels accusés d'assassinats, des coups et blessures et d'attentats à la pudeur.

Statistique de la criminalité pour 200 criminels de la région incarcérés à la Maison d'Arrêt de Riom (1)

Meurtre	12	Faux	10
Assassinat ou tentative	14	Vols	85
Coups et blessures	22	Attentats à la pudeur	26
Incendie volontaire	11	Viols	10
Escroquerie	3	Divers	7

Taille

La moyenne de la taille prise sur l'ensemble des criminels est de 1m63. C'est à peu près la taille normale des habitants de la région. Aux différents âges, la taille des criminels présente des divergences importantes à signaler :

A 20 ans et au-dessous, la moyenne de la taille.. = 1.646
De 20 ans à 24 ans, la moyenne de la taille...... = 1.649
De 25 ans à 30 ans, la moyenne de la taille...... = 1.633
De 30 ans à 50 ans, la moyenne de la taille...... = 1.632
De 50 ans et au-dessus, la moyenne de la taille.. = 1.616

D'après ces résultats, la taille du jeune criminel présenterait un développement supérieur à celles des autres jeunes gens du même âge, mais cette supériorité ne s'observerait plus dès l'âge de 25 ans.

Grande Envergure

L'indice de la grande envergure des criminels exprimée proportionnellement à une taille de un mètre est donnée par le rapport suivant : $\frac{1688}{1630} = 103{,}5$. Cinq fois sur cent la grande envergure a été trouvée inférieure à la taille.

Le plus grand indice moyen se rencontre chez les condamnés pour viol, attentat à la pudeur, coups et blessures. L'indice d'envergure est faible chez les faussaires et les voleurs.

Contrairement aux idées admises par Lombroso (2), nous

(1) Les vagabonds et les mendiants ne sont pas compris dans ces chiffres,

(2) LOMBROSO, — *L'homme criminel*,

constatons que la grande envergure est moins développée chez les criminels. La profession, le genre de vie semble en effet exercer une influence notable sur son développement. D'après nos recherches, le citadin exerçant une profession libérale, possède une grande envergure moindre que l'ouvrier ou le cultivateur et ainsi s'expliquent les résultats constatés chez le criminel et en particulier chez le voleur qui est ordinairement un paresseux.

Pieds

Le pied du criminel paraît un peu plus développé que le type régional. La longueur du pied des militaires du pays varie sensiblement avec l'âge de 20 à 30 ans : elle est en moyenne 0m2524. L'indice ou rapport de la longueur du pied à l'unité de taille 1 mètre est $\frac{2524}{1638}$ 0,154. Pour le criminel, cet indice est plus élevé $\frac{256}{163} = 0,156$.

L'indice maximum s'observe chez le violateur, le meurtrier, l'indice minimum chez le faussaire.

Tatouage

Le nombre des criminels tatoués est de 25 0/0, dont 19 récidivistes. Les tatouages s'observent 31 fois pour cent chez le voleur ; 21 fois chez le meurtrier et le condamné pour coups et blessures ; 16 fois chez le violateur ; 15 fois chez le faussaire ; 14 fois chez l'incendiaire.

Sur 100 tatouages, les symboles représentés sont : amour, 32 ; obscénité, 2 ; religion, 1 ; professionnels, 6 ; guerriers, 21 ; maritimes, 9 ; politiques, 9 ; criminels, 2 ; divers, 18.

Récidivistes

Le nombre des récidivistes est de 55 pour cent. La récidive se rencontre par ordre de fréquence chez le voleur, 79,4 0/0 ; faussaires, escrocs, 50 0/0, incendiaires 40 0/0 ; meurtriers, 36 0/0 ; violateurs, 27 0/0.

VI

Criminalité

Après l'étude matérielle de l'homme et de ses caractères anatomiques, objet des chapitres précédents, il convient de placer l'étude de la criminalité dont la marche et la répartition dans une contrée, sont les meilleurs indices de la valeur morale des habitants. Les renseignements qui nous ont servi de base dans ce travail sont tirés du rapport de M. Humbert, garde des sceaux, sur la justice criminelle en France pour la période de 1826 à 1880 (1).

Cour d'Assises

En France, le nombre moyen annuel des accusés en cour d'assises pour 100,000 habitants, période de 1826 à 1830 est de 22, le chiffre des accusés par 100 accusations étant de 133.

Pour la période de 1876 à 1880, le chiffre des accusés est de 12 et on compte 127 accusés pour cent accusations. Pendant cette deuxième période qui dénote une diminution sensible dans la criminalité générale, la moyenne du département du Puy-de-Dôme est au-dessus de la moyenne générale avec des chiffres variant de 14 à 17 accusés.

Tribunaux Correctionnels

La moyenne annuelle des prévenus, de 1840 à 1879 est en France de 39 pour 100,000 habitants. Les départements du

(1) Rapport au Président de la République sur l'administration criminelle de la justice criminelle en France de 1826 à 1880. Imprimerie Nationale, 1882.

centre occupent un assez bon rang dans le classement; la moyenne annuelle des prévenus est de 24 dans le Puy-de-Dôme, 23 dans le Cantal et la Haute-Loire; elle est de 19 dans la Creuse (chiffre minimum).

Récidive

Le nombre de récidivistes pour chaque catégorie de condamnés ne cesse tous les ans de s'accroître. En s'en tenant à l'année 1880, la récidive est de 48 0/0 pour les accusés, de 42 0/0 pour les prévenus et de 45 0/0 pour les hommes sortis des maisons centrales. Pour cette même année, le nombre des récidivistes condamnés en cour d'appel s'élève à 1,499, dont 72 femmes. Sur ce nombre, le Puy-de-Dôme compte 20 récidivistes, dont 3 femmes.

Le nombre des récidivistes condamnés en 1880 par les tribunaux correctionnels, s'élève pour toute la France à 74,009 dont 7,870 femmes. Sur ce total le Puy-de-Dôme compte 601 récidivistes, dont 35 femmes.

Le tableau suivant résume la situation au point de vue de la criminalité des départements du ressort de la Cour de Riom :

COUR D'APPEL de RIOM — DÉPARTEMENTS	1832 à 1880 — Nombre moyen annuel des accusés jugés contradictoirement pour les crimes contre : l'ordre public	1832 à 1880 — la propriété	1832 à 1880 — Rapport du nombre des accusés à la population pour 100.000 habitants	1876-1880 — Proportion des illettrés sur 100 accusés	1830-1879 — Proportion des récidivistes pour 100 accusés et prévenus	1840-1879 — Prévenus jugés à la requête du ministère public. Proportion pour 10.000 habitants	1876-1879 — Ivresse Proportion des poursuites pour 10.000 habitants	1830-1879 — Suicides Proportion pour 100.000 habitants
Allier.	17	31	13	43	27	29	10	5
Cantal	12	21	13	45	24	23	14	3
Haute-Loire. . .	15	18	11	33	20	23	8	3
Puy-de-Dôme. .	35	49	15	36	25	24	16	4
France entière .	2024	3796	17	30	32	29	18	11

Le nombre moyen des accusés est en France de 17 pour 100,000 habitants ; les chiffres extrêmes sont de 45 pour la Corse et la Seine ; de 9 seulement pour le Cher et le Nord ; enfin de 8 pour la Creuse.

La proportion des illettrés est de 36 0/0 dans le Puy-de-Dôme ; elle est un peu supérieure à la moyenne de la France. Le maximum des accusés illettrés se trouve dans le Finistère, 66 0/0, le minimum appartient à la Seine 5 0/0.

En ce qui concerne l'ivresse, le département du Puy-de-Dôme dont la vigne est une des principales richesses, occupe dans le classement un rang assez élevé.

La proportion de ce genre de délit pour 100,0000 habitants est de16, chiffre à peine inférieur à la moyenne générale de la France qui est de 18.

Le maximum se rencontre dans la Seine-Inférieure, 61, et le minimum dans le Gers et les Pyrénées-Orientales, 2.

Il nous reste à examiner spécialement la répartition de la criminalité dans les divers cantons de l'arrondissement de Riom.

Le nombre des crimes et délits, constatés dans cet arrondissement, indique une criminalité moindre que pour l'ensemble du département. Certaines conditions de milieu, en particulier les agglomérations urbaines, semblent avoir une influence marquée sur le développement et la répartition de la criminalité : c'est ainsi que les cantons de Riom et de Combronde occupent les premiers rangs dans le classement des cantons, d'après la proportion des crimes et des délits de toute nature.

Relevé par cantons des crimes et délits commis dans l'arrondissement de Riom, pendant une période de 10 années, du 1er juillet 1882 au 30 janvier 1892 :

CANTONS	Assassinat et meurtre ou tentatives	Infanticides	Viols et attentats à la pudeur	Attaques sur la voie publique	Empoisonnements ou tentatives	Incendiaires	Vols qualifiés ou tentatives	Autres crimes	Délits de toute nature	TOTAUX	Proportion pour cent mille	Suicide
Riom.........	9	1	7	9	2	5	89	7	1050	1179	50.4	22
Combronde...	3	»	4	7	»	3	31	1	346	395	43.7	6
Pontaumur...	2	»	»	1	»	1	35	2	501	542	43.5	14
Pionsat.......	3	»	3	2	»	11	21	1	303	344	37.0	5
Ennezat......	3	1	2	»	1	3	45	»	250	306	36.8	10
Pontgibaud...	2	»	1	2	»	1	33	1	348	388	34.0	3
Randan......	»	»	1	3	2	4	36	»	224	270	32.0	4
Manzat.......	»	2	1	2	»	5	33	»	331	374	30.0	2
Menat.......	2	1	2	7	2	»	14	1	291	320	29.5	5
Saint-Gervais.	1	1	»	»	»	1	21	1	280	305	27.3	7
Aigueperse....	2	1	4	2	»	5	58	2	254	328	27.2	7
Montaigut....	3	1	3	1	»	3	36	3	265	315	24.7	6
TOTAUX...	30	8	28	37	7	42	452	19	4443	5066	35.5	91

Les cantons de Pontaumur et de Pionsat ont aussi un chiffre de criminalité élevé, les habitants de ces cantons sont peu sédentaires ; nombre d'entr'eux émigrent pour aller exercer dans les villes leur profession de maçon.

Ces habitudes d'émigration exercent certainement une action défavorable sur la moralité des habitants.

C'est dans les cantons limitrophes des départements de l'Allier et de la Creuse que nous trouvons les chiffres les plus faibles de criminalité, cantons de Montaigut et Aigueperse.

Existe-t-il une influence favorable dans le rapprochement, dans les relations qui s'établissent avec les populations voisines dont la criminalité générale est moins élevée ?

Les attaques sur la voie publique s'observent plus fréquemment dans deux cantons voisins, Menat et Combronde ; ce sont d'ailleurs des régions assez peu favorisées sous le rapport des voies de communication.

Les vols qualifiés et les tentatives de vols se rencontrent de préférence dans les cantons les plus productifs, Ennezat, Aigueperse, Randan, Riom.

Ils paraissent au contraire beaucoup plus rares dans les cantons de Saint-Gervais et de Menat. Nous ferons remarquer en outre que les condamnés libérés, à leur sortie de la prison de Riom, se rendent dans les pays productifs et sur les grandes voies de communications, ce qui explique en partie la fréquence des délits dans ces régions.

Infanticides

D'après les chiffres relevés dans l'arrondissement de Riom, la proportion des infanticides serait de 0,5 pour cent mille habitants. Bien que l'ensemble des départements du centre soit un des principaux foyers des crimes de ce genre, la moyenne de l'arrondissement est encore inférieure à celle de la France qui s'élève à 0,7. Le canton dans lequel on observe le plus grand nombre d'infanticides (Manzat) est aussi le moins favorisé sous le rapport de l'instruction.

Incendies

Les incendies volontaires, dont le but est habituellement l'exploitation d'une compagnie d'assurances ou plus rarement la vengeance, se présentent périodiquement ; ils sont très inégalement répartis suivant les cantons et les années. Le maximum annuel pour la période de 10 ans a été observée de juin 1890 à juillet 1891.

Suicides

La moyenne des suicides dans le département du Puy-de-Dôme (1830-1879), s'élève à 4 pour 100,000 habitants, la moyenne de la France étant de 11. Pour l'arrondissement de Riom, la moyenne de 1882 à 1893 est de 5. Les suicides sont plus fréquents dans les cantons d'Ennezat, de Pontaumur et de Riom, c'est-à-dire dans les villes et dans les régions dont les habitants émigrent et reviennent ensuite au pays avec une petite fortune. Enfin, comme coïncidence, nous noterons que le canton le plus chargé d'infanticides est aussi celui où l'on compte le moins de suicides (Manzat).

D'une manière générale, nous ferons remarquer que les résultats fournis par le département du Puy-de-Dôme au point de vue de la criminalité sont relativement favorables.

Moins favorisé que les autres départements du ressort de la Cour de Riom, le Puy-de-Dôme se maintient néanmoins presque toujours au-dessous de la moyenne générale de la France ; il peut être classé au rang des départements peu criminels.

VII

Caractère. Instruction

Caractère

L'Auvergnat en général est travailleur, prudent, patient, économe, d'une ténacité sans égale, il ne pert jamais de vue le but qu'il se propose d'atteindre. Cette ténacité est surtout la caractéristique des émigrants que certains cantons du Puy-de-Dôme et un grand nombre de ceux du Cantal envoient chaque année à Paris ou à l'Etranger.

Rappelons qu'il existe plus de cent mille auvergnats à Paris et que les principaux syndicats de la capitale sont dirigés par des enfants de l'Auvergne :

« A un degré plus élevé de l'échelle sociale, nous retrouvons la même énergie, la même opiniâtreté, mise au service d'intelligences ouvertes, de cerveaux bien équilibrés. Aussi dans les sciences, dans les arts, dans les lettres, dans la politique, dans toutes les adaptations de l'activité intellectuelle, nous voyons les enfants de ce beau pays tenir une place honorable, parfois même éminente (1). »

La constatation de la valeur artistique des Auvergnats mérite particulièrement d'être retenue. Reclus (2), et avant lui bien d'autres, hésitaient à reconnaître le côté artistique de l'auvergnat : « Plus judicieux que doué d'une imagination vive, dit Tachard (3), l'habitant de la Limagne parait assez peu apte aux sciences et aux arts qui exigent beaucoup de goût et un sentiment exquis ; aussi avons-nous peu d'artistes ; mais si la nature lui a refusé une forte somme de cette brillante faculté, ce qui peut bien n'être qu'erreur de ma part, elle l'a dédommagé, je crois, par de la

(1) VIGENAUD et GIROD. — Loc. cit.

(2) RECLUS. — *La France*, p. 467.

(3) TACHARD. — Topographie de la Limagne.

justesse dans le jugement et de l'aptitude aux études sérieuses. »

Sans trancher ici cette question délicate, nous pensons que celui qui voudra se livrer à quelques recherches trouvera facilement, dans toutes les branches de l'art, musique (1), peinture, sculpture, etc., un nombre suffisant d'artistes de mérite.

D'ailleurs, les nombreux monuments du pays, les bijoux et même les chants populaires, sont une preuve que l'art a depuis longtemps atteint en Auvergne un niveau élevé.

En dehors de l'art, l'auvergnat est moins contesté. Parmi les grands hommes du pays, dont les portraits forment au musée de Riom une intéressante galerie, nous nous contenterons de citer, en nous restreignant à l'arrondissement de Riom, Grégoire de Tours, Génébrard, les chanceliers P. de Giat et Antoine Dubourg, le neveu de ce dernier, Anne Dubourg, Michel de l'Hospital, les Sirmond, les Arnaud, Danchet, Delille, Malouet, Desaix, Marivaux, de Barante, etc.

En nous élevant au-dessus de toutes les questions de clocher, de toutes les rivalités mesquines, nous rappellerons la grande figure de Vercingétorix. La religion de nos ancêtres avait érigé au sommet du Puy-de-Dôme un temple et une statue colossale de Mercure ; la religion de la patrie exigerait aujourd'hui, qu'à cette même place où à Gergovie, on élevât un monument grandiose au héros arverne.

Enfin, parmi les humbles, qui ont fait plus que leur devoir, et dont l'histoire n'a pas gardé les noms, nous citerons encore les consuls de Riom qui, à l'époque de la Saint-Barthélemy (2), ainsi qu'en font foi les registres d'alors, refusèrent de délibérer sur la lettre du gouverneur ordonnant de sévir contre les réformés.

Instruction

Dans son remarquable mémoire sur la topographie médicale de l'Auvergne, le docteur Bertrand, rappelant qu'il existait en 1847, dans le département du Puy-de-Dôme, 389 écoles publiques ou privées, ajoutait : « L'instruction, ce premier élément de civilisation sociale, propre à servir d'instrument moralisateur, est peut-être trop répandue aujourd'hui dans toutes les classes

(1) LUGUET. — *Etude sur Onslow.*

(2) BOYER. — *Archives de Riom.*

du peuple de la Limagne, puisqu'il en résulte malheureusement de trop nombreuses subversions de condition. »

Sans partager cette opinion sur le développement de l'instruction, maintenant que chaque commune, chaque hameau, possède son école, nous enregistrons les progrès et laissant à d'autres le soin de faire le panégyrique de l'instruction gratuite, nous nous inclinons devant la grandeur de l'idée et ses résultats.

En 1892, le département du Puy-de-Dôme était classé le 34e, d'après la proportion décroissante des illettrés existant chez les conscrits, c'est-à-dire qu'il occupait un assez bon rang.

Le tableau suivant rend compte de la marche et des progrès de l'instruction en France et dans le département pendant une période de 20 années.

ANNÉES	NOMBRE D'ILLETTRÉS POUR 1000 CONSCRITS			MOYENNE du DÉPARTEMENT
	En France	Subdivision de Clermont	Subdivision de Riom	
1873	174	»	»	208
1874	159	119	224	170
1875	147	132	161	147
1876	139	128	180	160
1877	144	127	200	167
1878	150	131	175	153
1879	144	107	145	127
1880	140	117	158	139
1881	133	96	130	112
1882	126	75	110	94
1883	117	83	108	95
1884	113	64	64	64
1885	105	80	99	90
1886	100	»	»	56
1887	92	»	»	52
1888	92	»	»	49
1889	84	»	»	43
1890	75	»	»	49
1891	78	»	»	50
1892	65	»	»	59

Pendant les dix premières années, l'arrondissement de Riom occupe un rang très inférieur à celui de l'arrondissement de Clermont, mais il tend de plus en plus en plus à s'en rapprocher et durant la deuxième période, il se maintient à peu près dans la même moyenne.

Dans ce département, ainsi que dans toute la France, les régions les plus ignorantes au début, sont celles chez lesquelles l'instruction a fait le plus de progrès.

Tableau indiquant par canton le degré d'instruction des conscrits du département (année 1893). Archives du département du Puy-de-Dôme :

ARRONDISSEMENTS	Ne sachant pas lire	Sachant au moins lire	Inconnus
RIOM			
Riom-Est......	2	64	1
Riom-Ouest...	4	86	2
Aigueperse....	3	83	»
Combronde....	2	84	3
Ennezat........	2	66	»
Saint-Gervais.	8	101	2
Manzat.........	11	96	5
Menat..........	7	125	»
Montaigut......	9	142	5
Pionsat........	3	89	1
Pontaumur...	9	98	6
Pontgibaud....	5	117	1
Randan.........	1	48	»
TOTAL......	66	1199	26
THIERS			
Thiers.........	13	129	1
Châteldon....,	»	75	»
Courpière......	8	141	4
Lezoux.........	3	100	2
Maringues.....	2	48	1
Saint-Rémy...	9	114	3
TOTAL......	35	607	10
ISSOIRE			
Issoire.........	7	108	5
Ardes..........	2	61	1
Besse..........	8	93	4
Champeix.....	1	63	»
Saint-Germain-Lembron	1	47	»
Jumeaux.......	5	97	2
Latour.........	16	87	5
Sauxillanges..	8	89	2
Tauves.........	9	82	»
TOTAL.....	57	727	19
AMBERT			
Ambert........	13	151	2
Saint-Amand.	2	44	»
St-Anthème...	4	71	»
Arlanc.........	8	82	3
Cunlhat........	6	84	2
Saint-Germain-l'Herm.	14	94	3
Olliergues.....	5	66	2
Viverols........	6	69	»
TOTAL....	58	661	12
CLERMONT			
Clermont-Est.	4	87	1
Clermont-N...	6	112	4
Clermont-S...	9	127	5
Clermont-S-O.	8	131	3
Saint-Amant-Tallende.	2	65	1
Billom..........	7	105	»
Bourg-Lastic..	2	60	1
Saint-Dié......	11	94	5
Herment.......	2	31	»
Pont-du-Chât.	»	62	»
Rochefort......	12	144	6
Vertaizon......	2	45	»
Veyre-Monton	1	81	1
Vic-le-Comte.	5	90	1
TOTAL....	71	1234	28

PROPORTION POUR CENT DES ILLETTRÉS PAR ARRONDISSEMENT			
Clermont	5.32	Ambert	7.31
Riom.	5.11	Issoire	7.09
Thiers	5.35	Moyenne générale. .	5.96

VIII

Historique de Riom

Les restes de substructions, les vases, les médailles trouvées en divers points de la ville, indiquent que Riom est antérieur à l'invasion romaine. Son nom seul *Ricomagus,* rappelle son origine arverne et caractérise son importance (1). *Rix Rico* signifie puissant, en français riche. *Magus* correspond au mot *Mas* (habitation, demeure), si fréquent sur la carte des Gaules et que nous trouvons encore dans la région *(Mas de Davayat, etc).*

Riom était donc dès le principe un riche bourg ou la demeure d'un chef; au point de vue de la construction, le mot Ricomagus n'est pas sans analogie avec la *Kaiserschtadt* des allemands. Il est devenu ensuite, suivant les dictons du pays, *Riom le beau ;* chacun sait la suite : *Clermont* le riche, *Montferrand* le fort, etc. Cette qualification de beau s'explique par la régularité, la largeur des rues, toutes orientées suivant les points cardinaux et se coupant à angles droits ; par l'abondance des eaux, par l'existence

(1) Nous empruntons la plupart des détails consignés dans ce chapitre à la *Coutume d'Auvergne,* de Chabrol, et aux divers discours de notre très honoré confrère, M. Girard.

d'un réseau complet d'égoûts, toutes conditions lui donnant, surtout il y a quelques siècles, une supériorité marquée sur les villes voisines, lesquelles n'offraient et n'offrent encore qu'un réseau confus et irrégulier de rues tortueuses, étroites « si étroites au dire de Fléchier, que la plus grande y était la juste mesure d'un carrosse » (1).

L'aspect de Riom, au moyen âge, si l'on songe à la difficulté de la défense à cette époque, devait être tout autre. Le vieux Ricomagus dont parle Sidoine Appollinaire a dû être refait à un moment de son histoire.

Le principal argument, en faveur de la réfection de la ville, est tiré de ce que toutes les constructions sont en pierre de Volvic. « C'est en vain, dit le docteur Girard, que l'on recherche dans les constructions de la ville, la présence de pierres blanches taillées, autres que celles sorties des carrières de Volvic, contrairement à ce qu'on observe dans les villages voisins, à Volvic même ». Riom, à l'état de vicus, existait cependant bien avant le XIIe siècle, date à laquelle on commença à employer la lave comme pierre de taille. Il faut donc admettre que la ville, telle qu'elle est aujourd'hui, a été bâtie au XIIe siècle ou à une époque plus récente.

L'édification de la ville avec la pierre de Volvic, faite d'après un plan régulier, semble coïncider avec l'installation à Riom, des comtes d'Auvergne. Froissard raconte les fêtes qui eurent lieu à cette occasion.

L'Auvergne fut réunie à la couronne en 1213 par Philippe Auguste, qui établit un bailli à Riom. De 1240 à 1271, la province forma l'apanage du frère de Saint Louis, Alphonse. C'est de ce prince que la ville de Riom reçut une charte de privilèges (2). A sa mort, Riom retourne à la couronne et devient de nouveau le siège d'un baillage royal.

En 1260, le roi Jean érige l'Auvergne en duché et la donne en apanage à son troisième fils Jean. Celui-ci conserve à Riom le siège de la justice et change son titre de baillage d'Auvergne en celui de sénéchaussée, qui a subsisté jusqu'à la Révolution. Par lettres royales, en 1531, François Ier confirme « que le siège

(1) FLÉCHIER. — *Mémoire sur les Grands Jours d'Auvergne.*

(2) Cette charte, une des plus célèbres de la province et connue sous le nom d'*Alphonsine'* a été adoptée par un grand nombre de villes de notre région.

royal du baillage d'Auvergne demeure à perpétuel en la ville de Riom; comme il avait été auparavant. »

En 1551, Henri II dote Riom d'un présidial et crée, en 1556, une sénéchaussée à Clermont, mais cette dernière doit expressément « reconnaître Riom capital du duché d'Auvergne pour l'exercice de la justice, la convocation du ban et arrière ban. »

La sénéchaussée de Riom conserve le titre de « sénéchaussée d'Auvergne ». Ce privilège est relaté en bas d'une gravure du XVIIIe siècle, signé Le Gay et représentant la vue et l'aspect de la cité, côté méridional ; une gravure analogue moins répandue, représente l'aspect Nord de Riom. Elle est accompagnée de la légende suivante : « Cette ville est la capitale du duché d'Auvergne, chef-lieu de la province pour l'administration de la justice et siège de la généralité. Il y a Maréchaussée, Maîtrise des eaux et forêts, Election, Hôtel des Monoyes et Juridiction consulaire, une académie royale et des Manufactures, trois chapitres, cinq communautés d'hommes, quatre de filles, quatre hôpitaux et un collége ; elle est très agréable par sa situation, la beauté de ses rues et de ses batiments. »

Telle la ville nous est représentée par Le Gay avec ses murailles et ses nombreux clochers, telle avait dû la voir Fléchier en 1665, dans son voyage de Paris à Clermont, à l'occasion des grands jours d'Auvergne ; les nombreuses pages qu'il a consacrées à notre cité, reflètent nettement son impression : « La ville, dit-il, n'est pas de grande étendue, mais elle est fort agréable et fort riante ; elle n'est pas fort percée, mais les rues en sont fort larges et les maisons y sont d'assez belle apparence. Le monde n'y est pas si riche qu'à Clermont, mais il y est beaucoup plus civil et plus poli (1).»

Nous n'insisterons pas sur les nombreuses épidémies qui ravagèrent la France au XVIIe siècle ; Riom fut surtout éprouvé en 1631 par la peste ; nous nous réservons de revenir sur cette maladie et en particulier sur les procédés d'isolement et de désinfection alors usités, qui méritent d'appeler l'attention.

L'aliénation des murailles en 1757, bientôt suivie de leur démolition, modifia quelque peu la ville et donna des débouchés à quelques rues sans issues au dehors. L'appréciation de Chabrol (1784), diffère peu de celles que nous avons précédemment

(1) FLÉCHIER. — *Mémoire sur les Grands Jours d'Auvergne.*

rapportées: « La ville est agréablement située sur une éminence, entre deux ruisseaux, dont l'un a été introduit pour différents usages, dans l'intérieur de la ville ; ses rues sont larges et assez bien alignées ; ses bâtiments sont faits avec goût et les maisons très élevées, elle a des boulevards et d'autres promenades agréables, mais elle manque de commerce. »

Nous n'entrerons pas dans les détails cependant extrêmement intéressants de l'histoire de notre cité pendant la Révolution, détails que l'on peut suivre dans les registres des délibérations du Conseil de la ville, mais nous dirons que Riom fut mal partagé le jour où furent créés trois départements des anciens territoires de l'Auvergne et du Velay.

La capitale du duché d'Auvergne avait le droit de devenir l'une des trois préfectures créées.

Il n'en fut rien malgré les efforts de Malouet. Classée au rang de sous-préfecture, elle perdit quelque peu de son importance ; elle conserva heureusement sous le nom de Cour d'appel, cette Sénéchaussée qui avait fait son orgueil pendant des siècles.

IX

Plan, Rues, Boulevards

Entretien & Police des Rues

Plan de Riom

Nous examinerons successivement : 1° la ville proprement dite, 2° les faubourgs et le quartier neuf, 3° la partie non agglomérée.

La ville proprement dite, entourée d'un large boulevard circulaire, est divisée en quatre secteurs par deux grandes artères : l'une méridienne, l'autre équatoriale. L'intersection a lieu au carrefour des Taules qui représente le centre de la ville. A chacun des secteurs correspondent d'anciens quartiers dont les noms sont depuis longtemps tombés en désuétude. savoir : du côté nord, Saint-Amable et le Poux ; du côté sud, Saint-Jean et Naigueperse ou Notre-Dame.

La pente, sur le versanl nord, est très prononcée. Du Sardon, 328 mètres, au sommet de la ville, 358 mètres, la différence de niveau est de 30 mètres. Le versant sud offre une pente plus douce, le ruisseau de l'Hôpital coulant à 339 mètres.

Des rues secondaires coupent perpendiculairement les deux voies principales ; elles se croisent à leur tour entre elles à angle droit. De cette disposition résulte la forme rectangulaire de la plupart des ilôts de maisons. Le quartier des Tanneries échappe à cette régularité.

Avant la démolition des remparts, un certain nombre de rues longeaient intérieurement les murs d'enceinte ; après leur suppression, on put donner une issue sur le boulevard aux rues Dorat et du Marthuret, près de l'emplacement de la Tour du Cante, de même à la rue Grenier et à la rue Neuve.

En certains points, des constructions se sont élevées sur la base des anciens murs, quelquefois même ces murs ont été conservés et percés de fenêtres ; ces superstructions ne sont pas heureuses, et les logements ainsi édifiés sont en général très malsains. Ailleurs, enfin, notamment au nord-ouest, ces murailles conservées servent encore de support à des terrasses ou à des jardins.

Faubourgs et Quartier Neuf

Les faubourgs forment les prolongements des grandes artères de la ville : Ils portent le nom de Layat, de Mozat, de Clermont et de la Bade. On peut en ajouter un cinquième en face la Poterne ou cinquième porte de Riom, le faubourg de Bardon, auquel se rattache le groupe de la Petite-Provence. Ces faubourgs forment autant de quartiers distincts, chacun d'eux est traversé par une grande route, mais les rues adjacentes et les impasses n'ont rien à envier, pour la malpropreté, aux plus pauvres villages de la région.

Agrandissement de la Ville

Le faubourg Nord ou de Layat, a subi très peu de changements depuis plusieurs siècles. Du côté ouest, a eu lieu la réunion de la commune de Mozat à celle de Riom ; il n'existe plus aujourd'hui de véritable solution de continuité entre les différents quartiers, Capucins, Champ-d'Ojardias et le bourg de Mozat. De chaque côté du faubourg, les constructions ont été empêchées au nord par le cimetière, au sud par les jardins maraîchers, arrosés par l'Embène.

Le faubourg Est ou de la Bade ne s'est guère accru par lui-même ; mais entre ce faubourg et celui de Clermont, les récentes constructions ont formé le Quartier Neuf. C'est sur ce point qu'ont été bâtis la gare, l'abattoir, les manufactures, les casernes Dombrowski et d'Anterroche, etc.

En résumé, l'agrandissement de Riom s'est effectué en grande partie vers le Sud-Est, contrairement à la loi de l'agrandisssement des villes qui se fait généralement vers l'Ouest.

La partie non agglomérée de la ville comprend la deuxième section de Planchepaleuil, la première étant rattachée au faubourg de Layat, le Moulin-d'Eau, Maupertuis et les domaines des Marais ; sa population forme à peine le quinzième de la population totale de la commune.

La répartition des établissements publics est bonne. La ville proprement dite est, avant tout, le centre des affaires ; elle renferme le palais de justice et les tribunaux, la sous-préfecture, la mairie, les églises, le musée, le théâtre, lesécoles, enfin la maison centrale, le collége Michel l'Hospital et la caserne Lafayette.

La périphérie comprend la gare, la manufacture, trois casernes, la maison d'arrêt, le collége Sainte-Marie, l'hôpital et plusieurs couvents, l'usine à gaz, l'abattoir et le cimetière.

Rues

Les deux grandes artères, l'une méridienne, l'autre équatoriale ont une largeur variant de 10 à 25 mètres. Les rues de cinq mètres sont exceptionnelles et cette largeur minima ne se trouve guère qu'au niveau des maisons dont on doit reculer l'alignement. La circulation des voitures se fait partout avec facilité. Les rues méridiennes sont excellentes au point de vue de l'orientation, chaque rangée de façade étant successivement ensoleillée. On peut reprocher à celles de ces rues qui se trouvent situées sur le versant Nord d'être exposées aux vents froids de la région.

Les rues équatoriales sont mal partagées au point de vue de l'ensoleillement, en ce qui concerne les façades des maisons exposées au Nord, mais ces dernières ont l'avantage d'avoir le meilleur éclairage. En effet, d'après Emile Trélat : « La presque totalité des ondulations éthérées causées par le soleil ne peut être rompue à la rencontre des corps, elle rebondit et arrive à l'œil à l'état de lumière intégrale qui surmène et blesse la rétine et, par là, abolit la vision. C'est l'ensemble du ciel éclairé directement par la sphère solaire qui doit être pris pour source de lumière éclairante et les meilleures fenêtres sont celles qui font face au Nord, cette partie du ciel étant le lieu où la lumière est la plus constante (1) »

Au dénombrement de 1891, il existait à Riom, 1,972 maisons ; sur ce nombre, 650 n'ayant qu'un rez-de-chaussée, 582 à un étage, 449 à deux étages, 280 à trois étages et 31 à plus de trois. Les maisons à trois étages et plus, sont toutes situées dans les grandes rues, dont la largeur est suffisamment en rapport avec la hauteur de ces maisons. En somme, les rues de Riom, paraissent bonnes au point de vue de l'ensoleillement et de l'éclairage, à l'exception toutefois de celles du quartier des Tanneries, dont les maisons exposées au Nord ne reçoivent jamais directement le soleil et ne sont pas suffisamment éclairées. Ce quartier, avec ses impasses nombreuses, est du reste le plus malsain de la ville ; il laisse à désirer à bien des points de vue et c'est le cas de rappeler ici le mot de Clément : « Le médecin entre là où le soleil n'entre pas »

La longueur des rues n'est pas exagérée ; la plus longue, rue de l'Hôtel de Ville et de Saint Amable, mesure 600 mètres entre les boulevards.

Les rues de Riom ont été pavées vers le milieu du siècle. Les premiers pavés employés en pierre de Volvic se cassaient souvent et se polissaient rapidement à l'usage. L'expérience les a fait

(1) Em. Trelat. — *Encycl. d'Hygiène.*

abandonner et remplacer par d'excellents grès. Les rues les moins importantes qui possèdent encore des pavés en lave, n'en ont le plus souvent qu'une rangée médiane, bordée de chaque côté d'un mauvais pavage de cailloux roulés.

L'écoulement des eaux ménagères et de tous les résidus de l'économie domestique, s'effectue librement dans les ruisseaux pavés des rues. Cette pratique qui n'est pas la plus recommandable au point de vue de l'hygiène, n'offre pas cependant de grands inconvénients. L'abondance des eaux et leur écoulement rapide et continuel prévient, en général, la stagnation des matières, et préserve l'odorat de toute émanation malsaine. Les ruisseaux suivent habituellement le bord libre des trottoirs, permettant ainsi aux gargouilles d'y amener directement à la fois les eaux ménagères et les eaux de pluie. Mais il n'en est pas toujours ainsi ; dans certaines rues, le ruisseau est à une certaine distance du trottoir et il en résulte que les matières rejetées restent stagnantes en attendant que les pluies viennent les entrainer.

Boulevards

Les boulevards établis snr les anciens fossés de la ville, forment une magnifigue ceinture de deux kilomètres d'étendue ; leur largeur est de 30 à 50 mètres. Ils sont plantés de deux ou quatre rangs d'arbres : Ormeaux, tilleuls, platanes, etc., plantations qui ont toutes très bien réussi et font aujourd'hui l'admiration des étrangers.

Malgré son exiguité, le square de la ville, pendant les chaudes journées d'été, est un lieu de promenade agréable, où l'ombrage et la fraîcheur ne font presque jamais défaut, mais il serait désirable que le bassin du jardin soit entièrement cimenté, afin de faciliter le nettoyage et d'éviter la stagnation des eaux croupies, qui répandent quelques fois de désagréables odeurs.

La promenade favorite des Riomois est le Pré Madame, vaste terrasse rectangulaire plantée de tilleuls et d'ormeaux, dominant le boulevard du Palais et d'où la vue embrasse, au Nord, toute l'étendue de la Limagne, depuis Chatelguyon jusqu'à Montgacon et aux cimes du Forez.

Le balayage des rues incombe aux habitants. Les ordures, les déchets de toutes sortes sont déposées le long des maisons dans des boîtes et enlevées chaque matin par le tombereau municipal. Cette opération devrait avoir lieu de bon matin, ainsi que le comporte le cahier des charges, dont les clauses sont trop souvent oubliées par l'entrepreneur.

L'arrosage des rues est facilité par l'abondance des fontaines et des bouches d'arrosage dont on a augmenté le nombre depuis quelques temps. L'eau ne fait pas défaut, mais l'outillage, dévidoirs, lances, etc., est insuffisant. On s'en remet à l'ingéniosité des habitants qui, ordinairement, projettent l'eau sur la chaussée et les trottoirs à l'aide de pelles ; système primitif, quelquefois désagréable pour le passant, mais qui suffit en somme pour assurer la propreté des rues.

Le dépôt d'immondices est placé à une distance assez grande de la ville et à l'abri des vents dominants de la région ; mais il serait préférable qu'il fut éloigné de la grande route d'Ennezat-Maringues.

Le nombre des urinoirs publics est tellement restreint dans notre ville, qu'il est permis d'ignorer leur existence. Ils sont en outre assez mal placés et leur disposition ne répond en rien aux exigences de l'hygiène moderne.

Les latrines publiques sont aussi en nombre insuffisant ; les cabinets construits récemment au Pré-Madame, et dont le besoin se faisait depuis longtemps sentir, sont seuls en usage.

Les autres installations de ce genre sont si infectes et leur entretien est si difficile, étant donné leur dispositif défectueux et leur emplacement caché, qu'il n'est permis de les signaler que pour en demander la suppression. Espérons que les compagnies de chalets de nécessité qui commencent à réussir en province, ne dédaigneront pas notre ville.

X

Eaux

Sources

Les sources qui donnent naissance aux eaux d'alimentation de la ville de Riom, sont situées sur le territoire de la commune de Saint-Genès-l'Enfant ; elles sortent de l'immense coulée de lave du puy de la Banière, qui s'est épanchée dans la vallée de Volvic, jusqu'à l'emplacement actuel du village de Marsat.

Ces sources forment encore l'étang de Saint-Genès dont les eaux sont utilisées pour l'arrosage des prés. Une d'elle, très abondante, jaillissant sous une superbe grotte de basalte, pourrait servir à l'alimentation des villages de la plaine encore dépourvus d'eau potable. Dans le voisinage, se trouve la source de Saint-Martin-Fonvachel, dont une partie captée alimente le côté Sud du village de Mozat.

Résumons en quelques mots la question des eaux qui a toujours divisé la ville de Riom et le propriétaire du château de Saint Genès. En 1645, le 13 février, une transaction fut signée entre le seigneur de Marsat et les Consuls de Riom : « Moyennant la somme de 1000 livres, la ville prendra d'eau la quantité nécessaire pour en avoir 9 pouces en circonférence ou rondeur, dans trois tuyaux de la grosseur de chacun 9 pouces de vide. » Cette transaction, dont les termes devaient provoquer plus tard de longs procès, donnait en somme à la ville 24 litres d'eau par seconde. Les eaux étaient recueillies par un tuyau en pierre de 24 centimètres de diamètre intérieur, déversant son contenu dans une cuvette d'où partaient les conduits de la ville.

L'excédent des eaux s'écoulait dans un petit bassin possédant une vanne pour l'irrigation des prés de Marsat. Ce bassin communiquait largement avec l'étang de Saint-Genès, alimenté lui-même par des sources abondantes et muni d'une vanne pour l'écoulement des eaux faisant tourner le moulin du seigneur.

Ces quelques notions de topographie sur la source de Saint-Genès suffisent pour faire comprendre que suivant l'ouverture de telle ou telle vanne, le niveau devait baisser dans le petit bassin, et la pression diminuer dans le tube de la ville.

En 1775, une seconde transaction entre le propriétaire et la ville, permit d'ajouter une enceinte à la petite chapelle construite sur la source et de remplacer le tube de pierre par un tuyau de plomb de même diamètre et revêtu de maçonnerie. Après un premier conflit en 1806, nous arrivons au grand procès entre ces mêmes parties, procès qui dura de 1836 à 1846.

La ville, dont la canalisation était déjà très défectueuse, voulut empêcher toute déperdition d'eau dès l'origine des conduites. Les premières difficultés éclatèrent à propos des termes de la transaction de 1645. Les experts nommés se plaignent de ne trouver dans ce traité *que des expressions extrêmement inintelligibles qui, torturées au gré de chacun, ne donneront jamais un sens précis, et par suite ne seront bonnes qu'à perpétuer le procès en laissant le point essentiel du marché dans une obscurité complète.* » Cette question tranchée par la Cour (1) il fallut fixer les conditions de volume et par conséquent réglementer la levée des vannes que le propriétaire levait trop souvent. La ville fut autorisée à créer une nouvelle cuvette destinée à recevoir l'eau de ce même tuyau de plomb et à adapter une nouvelle conduite à cette cuvette.

Par suite de cette réglementation, la ville qui n'avait plus que 22 litres d'eau par seconde au moment du procès, fut assurée d'en avoir 24. Ce chiffre représente la moyenne ordinaire car, indépendamment des variations de pression dues à la levée des vannes, il en existe d'autres dues aux saisons.

Le débit des sources est un peu plus faible en hiver que pendant le reste de l'année, mais dans ce dernier cas, les eaux du petit bassin et celles du grand bassin concourent à remplir le tube de la ville. Ces circonstances sont exceptionnelles, heureusement, car l'eau des bassins est à un certain point stagnante, et peut être contaminée soit par les apports des terrains voisins, soit par des cadavres d'animaux et des germes de toute nature.

(1) Arrêt de la Cour de Riom, 5 août 1846. Procès Neyron-Desaulnat. (Arch. de la ville).

route de Manzat

C'

A'

B'

D'

Mozac

source

source

étang

A B C D E

Bd du château d'eau

Place de la bascule

LÉGENDE

A source et chapelle
B seconde enceinte 1775
C petit bassin
D cuvette et 1er regard
E vanne de Marsat
F vanne du moulin
A' regard du Pérou
B' regard St Paul
C' petit regard
D' regard du Marché

au bois

Plan schématique des sources et de la canalisation des Eaux de Riom

Canalisation

Au début, il n'existait qu'une seule conduite en lave perforée, du diamètre de 0m 25 partant de la cuvette de Saint-Genès. Elle traversait le regard A' (regard du Pérou), pour aboutir au regard B' (regard de Saint-Paul), et se continuait jusqu'à Riom par un tuyau de 0m 165.

En 1833, pour remédier à la déperdition d'eau se produisant au regard du Pérou on créa sur le côté opposé de la route, un petit regard C', destiné à en recevoir le trop plein.

La nouvelle conduite traverse le regard Saint Paul sans mêler ses eaux à celles de l'ancienne conduite, passant ensuite par le regard D' (regard du Marché au bois), elle se dirige au milieu des champs sur la ville, où elle aboutit à ce qu'on est convenu d'appeler le château d'eau. Cette dernière conduite, posée sous la mairie de Mozat et en arrière des maisons qui bordent le côté Nord de la route, est défectueuse par sa situation et par son mode de construction. Elle est formée entre C' et B', d'une série de dalles accouplées deux à deux, l'inférieure servant de gouttière, la supérieure formant couvercle, en sorte qu'aux inconvénients des jointures verticales, s'ajoutent encore ceux des jointures horizontales. Il est bon d'ajouter que cette partie de la canalisation est située au milieu des champs, loin de toute habitation, par conséquent à l'abri de toutes souillures animales et des infiltrations fécales.

En 1852, une nouvelle conduite en fonte de 0m 25 de diamètre, fut établie au regard B pour recueillir l'excédent d'eau qui se répandait dans les prés. Cette conduite, accolée à l'ancienne, quelques fois même superposée (disposition très fâcheuse), suit le milieu de la route, et pénètre en ville par la rue de Mozat.

En résumé, l'eau d'alimentation de la ville de Riom arrive par trois canalisations différentes ; les deux premières suivent la rue de Mozat et l'autre aboutit au château d'eau.

La différence de niveau entre Saint-Genès et Riom étant de 42 mètres, et la longueur des conduites de 5 kilomètres, la pente moyenne est d'environ 8 mètres par kilomètre. Cette pente n'est pas uniforme ; la conduite ayant à franchir deux petits vallons, au fond desquels coule le ruisseau de Crousol et l'Embène. Dans ces deux vallons, au point le plus déclive de la conduite, on a ménagé une ouverture de dégorgement.

Ce système de canalisation présente certaines défectuosités ; la lave est trop poreuse et trop perméable, les soudures ne sont pas parfaites entre les tubes. Le plomb, le ciment lithoïque et le mortier ont été employés sans résultats bien satisfaisants. L'enduit de bitume dont sont recouverts les conduites, n'est certainement pas suffisant pour remédier à ces défauts.

Une étude restée inachevée, entreprise par MM. Dargnies et Girard, a permis de constater à divers points de la canalisation dans l'intérieur de la ville, de grandes différences dans la pression, attribuables sans doute à la diversité des calibres des tuyaux et à l'obstruction de quelques uns d'entre eux par la rouille.

La disposition non tubulaire d'une partie de la conduite est également fâcheuse. En certains points mêmes, dans la portion située sous la chaussée, la canalisation est presque au niveau du sol ainsi que celà s'observe au champ d'Ojardias.

Il serait désirable, pour faire disparaître ces inconvénients, d'établir une canalisation nouvelle, parfaitement étanche et de construire des réservoirs.

Quantité des Eaux

La ville reçoit actuellement, à peu près intégralement la quantité d'eau à laquelle elle a droit, c'est-à-dire 24 litres par seconde, soit 2,073,600 litres par 24 heures. L'eau est destinée à la portion agglomérée de la ville 10,561 habitants et à la section du Moulin d'Eau, 142 habitants ; au total 10,703 habitants.

Un filet d'eau donnant 25,920 litres par 24 heures sert à alimenter la partie Nord du village de Mozat, la partie Sud étant desservie par la source Saint-Martin-Fontvachel ; il reste ainsi pour la ville de Riom 200 litres par habitant et par jour.

M. Bechmann. dans sa statistique d'alimentation en eau potable de 84 villes de France et de l'Etranger, arrive à une moyenne de 185 litres par jour et par habitant. Paris dispose de 285 litres d'eau ; mais sur cette quantité il y a seulement 100 litres d'eau de source. La ville de Riom, alimentée entièrement en eau de source, possède donc une quantité d'eau suffisante et supérieure à la moyenne de la plupart des villes.

Distribution

Un certain nombre d'hôtels et de maisons de Riom possèdent depuis longtemps un droit d'eau ; malheureusement, cette eau est surtout employée à des usages d'agrément, la distribution rationnelle aux divers étages des maisons s'observe très rarement.

Dans ces derniers temps, les droits de prise d'eau ont été augmentés ; mais pour éviter le gaspillage, il serait nécessaire d'établir une réglementation sérieuse dans le mode de distribution.

Les fontaines ont, de tout temps, contribué à la réputation de Riom ; elles sont au nombre de 62, plusieurs d'entre elles possèdent une véritable valeur artistique, telle par exemple la fontaine qui orne le haut de la rue Sirmond, connue sous le nom de fontaine d'Adam et Eve.

Toutes ces fontaines possèdent un ou plusieurs jets donnant de l'eau nuit et jour ; les bornes-fontaines également sont à écoulement continu.

Cette eau s'écoule le long des trottoirs, entraînant les détritus et les eaux ménagères venues par les gargouilles et contribue largement à la salubrité de la ville.

Analyse des Eaux

Composition chimique des Eaux de la ville de Riom (Finot)

Température	de l'eau	10°06
	de l'air	23°
Gaz	oxygène	8.70
	azote	16.60
Acide carbonique		5.40
Résidu par litre		0g.1120
Matière organique		0g.0064
Silice		0g.0300
Chlore		0g.0070
Acide phosphorique		0g.0006
» sulfurique		traces.
» azotique		traces.
» carbonique combiné		0g.0310
Potasse		0g.0079
Soude		0g.0130

Lithine	traces.
Chaux	0gr.0135
Magnésie	0gr.0106
Oxyde de fer manganèse et alumine	0gr.0004

Analyse de l'eau de Riom

(Collége Michel de l'Hospital : PARMENTIER)

Degré hydrotimétrique	6°	
Carbonate de chaux	0,0103	par litre
» de magnésie	0,0352	
Résidu fixe à 100°	0,124	
Résidu au rouge	0,099	
Acide carbonique libre	2cc5	
Oxygène pris au permanganate de potasse	0,00128	

A ces analyses qui dénotent des eaux d'une pureté remarquable, nous ajouterons les caractères suivants : incolore, d'une limpidité parfaite, sans odeur, saveur agréable.

Analyse Bactériologique

Les eaux de la caserne Dombrowski et de la caserne Lafayette, analysées en mars 1890, au laboratoire de bactériologie du Val-de-Grâce par M. le professeur agrégé Vaillard, ont donné comme résultats 50 germes aérobies au centimètre cube ; Bactéries banales.

Analyses bactériologiques faites par nous-mêmes, le 5 avril 1893, au laboratoire municipal de Clermont : Eau de la fontaine de la rue du Collége « 16 germes aérobies au C C ; bactéries vulgaires, peu variées, une seule espèce liquéfiante. » Eau de la fontaine de la rue Malouet : « 26 germes aérobies au C.C; espèces très variées, bactéries liquéfiantes abondantes. »

Analyse de l'eau de la caserne d'Anterroche, 20 juin 1894 : 36 germes aérobies au centimètre cube.

Principales espèces observées : 1° Bacille grêle, sans mobilité, de longueur variable, filamenteux, formant sur gélatine une culture liquéfiante, à bords arrondis, à développement rapide, claire à la périphérie, jaunâtre au centre.

2° Petit bacille géminé, très agile, bac. liquéfaciens ; colonie à développement rapide, débutant par un petit point blanc laiteux et formant un cercle avec une auréole claire de gélatine liquéfiée.

3° Culture précoce, d'aspect irisé bleuâtre avec point central et bords découpés, se plissant à la surface et prenant une teinte verdâtre. La gélatine tout autour de la colonie forme une auréole verte fluorescente ; Bacilles de longueurs inégales; les plus petits très agiles, avec mouvements de trépidation, longs filaments inertes ou animés de mouvements de reptation : B. fluorescens longus.

4° Culture liquéfiante arrondie, claire à la périphérie, avec amas central jaunâtre, s'irradiant en étoile ; petit micrococque : M. flavus liquefaciens.

5° Culture liquéfiante arrondie, claire à la périphérie, formant au centre un amas blanchâtre avec un noyau plus blanc ; bâtonnets de 6 à 7 $\frac{m}{m}$ sporulés aux extrémités, disposés en chainettes : Bac. Subtilis.

6° Streptocoque formant de très petites colonies arrondies de teinte jaune foncée.

En résumé, au point de vue bactériologique, les eaux potables de la ville de Riom, dont la teneur moyenne en microbes est de 30 à 40 germes environ, peuvent être considérées comme des eaux d'une grande pureté.

XI

Égouts

Riom possédait autrefois un système complet d'égouts datant de l'époque de la reconstruction de la ville au XIIe siècle. De nombreuses conduites recevant à la fois les immondices, les eaux ménagères, les eaux de pluie des maisons, se réunissaient pour se déverser soit dans les fossés de la ville, soit dans les ruisseaux d'Embène ou du Sardon.

A l'époque de la création des boulevards, les fossés de la ville déjà comblés en partie en 1693, furent définitivement supprimés et la branche de l'Embène, désignée sous le nom de ruisseau des Tanneries, reçut alors l'eau qui se rendait dans le fossé Sud. Un égoût important traversait la porte de Clermont et allait aboutir au ruisseau de l'Hôpital, formant la deuxième branche de l'Embène.

La pente de ces égoûts était très forte et malgré l'absence de chasses d'eau, l'eau des fontaines suffisait pour assurer le lavage et l'écoulement continu des canaux. L'entretien des égoûts était l'objet d'une très grande surveillance ; chaque année un maître-maçon désigné par la corporation, était chargé de procéder à leur inspection. Cette excellente pratique disparut vers le milieu du siècle, on ne sait par suite de quelles circonstances. La visite des égoûts offrait un certain intérêt et présentait quelques difficultés. Ainsi, près de la rampe du faubourg Layat, en raison de la pente excessive et pour éviter d'être entrainé, le maçon était obligé de se ceindre d'une corde et de se faire descendre dans l'égoût.

Il existait autrefois un plan de ces égoûts, mais il a disparu des archives de la ville.

L'état actuel des égoûts de Riom est déplorable ; leur obstruction est fréquente. Les propriétaires des maisons situées au-dessus de l'obstacle, sont alors dans la nécessité de faire établir des fosses étanches, à moins d'infecter le sol en dérivant leur branche d'égoût dans une fosse perdue. Dans quelques habitations, les égoûts situés au-dessous d'un point obstrué, sont murés et transformés en petits caveaux.

Le quartier des Tanneries est dans une situation toute particulière au point de vue de ses égoûts.

Il est traversé, à flanc de coteau, par le ruisseau de même nom, lequel reçoit, sur sa rive gauche, la plus grande totalité des égoûts du Sud de la ville ; mais en raison de la pente contraire, ne reçoit rien sur la rive droite, si ce n'est les apports des maisons riveraines. Autrefois, pour la partie du quartier comprise entre le ruisseau et le boulevard, il existait des égoûts aboutissant aux fossés de la ville. Ces égoûts, qui sont restés sans issue, ont dû nécessairement amener une infection du sous-sol de cette partie de la ville.

Cette situation est d'autant plus fâcheuse, que le ruisseau servant lui-même d'égoût, n'est pas étanche, et que les infiltrations, facilitées par la pente naturelle du sol, sont inévitables. Pour y remédier, il est nécessaire tout d'abord de rendre étanche le ruisseau des Tanneries et ensuite de créer un égoût collecteur le long du boulevard de l'hôpital.

Sur le versant Nord de la ville, les égoûts principaux sont au nombre de deux dont le plus important est celui de la Maison Centrale. Ils ont une pente très forte et se déversent, après avoir franchi le boulevard, dans le Sardon, au bas du faubourg de Layat. Ce ruisseau sert d'égoût collecteur, mais son cours est très peu rapide, et son volume d'eau à peine suffisant pour charrier les immondices qu'on y dépose. Cet inconvénient n'est pas très grand, grâce à l'épendage rapide qui se pratique dans les jardins potagers du voisinage.

Si nous jetons un regard vers le passé, nous ne pouvons nous empêcher de penser que la situation de Riom, au temps de l'intégrité de ses égoûts, était très enviable. Il serait assurément très désirable aujourd'hui, de voir renaître cette ancienne splendeur des égoûts qui a contribué, pour sa part, en assurant la propreté, à établir cette réputation de beauté que la ville avait autrefois. Pour cela, il y aurait lieu de demander la réfection du plan et le rétablissement de l'inspection annuelle telle qu'elle existait. En somme, il suffirait d'un simple retour à ce tout à l'égoût dont nos ancêtres avaient doté la ville. Réclamer l'étanchéité du ruisseau des Tanneries, c'est vouloir le conserver comme égoût ; demander la construction d'un collecteur pour la partie Sud de la ville, c'est remplacer les anciens fossés qui servaient anciennement de collecteurs. A cela, il serait sans doute utile d'ajouter la couverture du ruisseau des Tanneries dans la partie qui longe l'avenue de la Gare, actuellement une des promenades les plus animées de Riom.

Pour assurer le tout à l'égoût, la situation de la ville est excellente, il reste à fixer la quantité d'eau nécessaire pour l'entraînement des matières, qui peut être évaluée, en tenant compte des apports des pluies, à environ 10 litres par habitant et par 24 heures. Cette quantité d'eau peut être prélevée facilement sur le débit actuel de la canalisation, mais pour avoir un fonctionnement parfait, il est nécessaire d'avoir des chasses bien ordonnées, qui ne pourront être obtenues que le jour où la ville, refaisant la canalisation de ses eaux potables, construira des réservoirs.

XII

Démographie

Dénombrement

D'après le dénombrement de 1891, la ville de Riom possède 11,189 habitants.

Le nombre des maisons est de 1,972 ; celui des ménages, de 2,813, se répartissant de la façon suivante :

NOMBRE DE MÉNAGES COMPOSÉS DE	
1 personne	558
2 id.	681
3 id.	585
4 id.	461
5 id.	255
6 id.	255
7 et au-dessus	12
TOTAL.	2.807
Etablissements comptés à part.	6
TOTAL	2.813

Le chiffre de la population comprend 10,991 résidants et 118 individus de passage dont 35 étrangers presque tous Italiens.

Au point de vue des agglomérations, le recensement donne les chiffres suivants :

	Maisons	Ménages	Individus
1° Population agglomérée.	1805	2643	8047
2° Population éparse (Moulin d'Eau, Domaines)	167	170	628
3° Population comptée à part (Troupe, Pensionnats, Prisons)			2434
TOTAL GÉNÉRAL. . .	1972	2813	11109

Ce dernier nombre comprend 6,135 individus du sexe masculin et 4,974 du sexe féminin.

Le classement par âge de cette population donne les résultats suivants :

De 0 à 15 ans 1583
De 15 à 60 ans 8107
De 60 ans et au-dessus 1419

Or, en France, sur 10,000 habitants, les chiffres correspondants sont 2670, 6100 et 1230.

La supériorité relative du chiffre des adultes à Riom tient en partie à la présence de la garnison et de la maison centrale ; mais même en tenant compte de cette donnée, le nombre des personnes de moins de 15 ans est bien au-dessous de ce qu'il devrait être ; d'autre part, la forte proportion des vieillards tient à ce qu'un grand nombre de retraités se retirent dans notre ville.

Enfin, le classement de la population par profession montre l'importance relative des groupes agricole, industriel, des professions libérales, etc.

PATRONS, COMMIS ET OUVRIERS, LEURS FAMILLES ET LEURS DOMESTIQUES SE RATTACHANT :	Sexe masculin	Sexe féminin	TOTAL
1· A l'agriculture.	1176	1001	2177
2· A l'industrie	783	1431	2214
3· Au transport	90	57	147
4· Au commerce	486	403	889
5· A la force publique	1323	30	1353
6· A l'administration	139	90	229
7· Aux professions libérales	403	495	898
8· Personnes vivant exclusivement de leurs revenus.	258	326	584
9· Sans profession (saltimbanques, filles publiques	30	38	68
10· Non classés (élèves de pensionnats, etc.	370	637	1007
11· Profession inconnue	77	416	493

La ville de Riom avait en 1886, 10,309 habitants ; en 1891, 11,189. Cette légère augmentation est en partie dûe à la présence des réservistes (600), ou d'ouvriers travaillant à la construction des casernes neuves (43).

Depuis des siècles Riom voit le chiffre des habitants osciller autour de 10,000. Les documents que nous avons consulté à propos de la peste (1631) ou des eaux (1645) indiquent cette même évaluation.

D'autres pièces relatives à l'Hôpital Général indiquent en 1791 une population de 13,571 habitants.

Les résultats des dénombrements opérés depuis 50 ans, donnent :

En 1846......	12,845 habitants		En 1872......	10,772 habitants
En 1851......	12,081 id.		En 1876......	10,801 id.
En 1856......	11,976 id.		En 1881......	10,304 id.
En 1861......	10,863 id.		En 1886......	10,309 id.
En 1866......	10,614 id.		En 1891......	11,189 id.

Mouvement de la Population

Nous avons groupé dans un même tableau le nombre des décès, des naissances, des mariages et des divorces survenus à Riom pendant la dernière période de cinquante ans qui vient de s'écouler (1843-1892) :

ANNÉES	Personnes décédées à Riom	Transcriptions	Mort-nés	Total des Décès	Naissances	Mariages	Divorces
1843......	341	5	19	365	254	101	
1844......	322	0	15	322	251	68	
1845......	298	1	10	309	255	96	
1846......	318	2	17	337	238	85	
1847......	386	6	10	402	215	66	
1848......	356	9	21	386	204	76	
1849......	375	4	23	402	229	57	
1850......	297	10	23	330	169	78	
1851......	396	5	20	421	206	81	
1852......	404	4	18	426	215	69	
1853......	365	5	19	389	200	72	
1854......	386	7	21	414	191	63	
1855......	370	9	15	394	193	90	
1856......	328	15	13	356	194	65	
1857......	337	6	17	360	188	81	
1858......	387	2	19	408	167	83	
1859......	382	9	18	409	200	73	
1860......	285	9	17	311	196	72	
1861......	271	5	17	293	169	88	
1862......	298	5	18	321	191	83	
1863......	322	5	19	346	207	64	
1864......	293	7	18	318	180	61	
1865......	292	3	19	314	170	67	
1866......	243	1	17	261	198	66	
1867......	252	2	9	263	205	65	
1868......	254	1	8	263	180	70	
1869......	282	5	17	304	181	69	
1870......	350	5	17	372	190	50	
1871......	453	16	14	483	168	49	
1872......	300	7	9	316	182	85	
1873......	268	8	11	287	176	77	
1874......	269	6	12	287	178	58	
1875......	297	6	20	323	176	59	
1876......	242	6	14	262	154	64	
1877......	241	4	5	250	176	54	
1878......	260	7	13	280	147	58	
1879......	328	10	8	346	163	69	
1880......	255	7	15	277	148	67	
1881......	248	4	15	267	153	59	
1882......	239	11	5	255	170	58	
1883......	274	8	10	292	166	51	
1884......	268	6	11	285	164	59	
1885......	249	2	8	259	145	62	
1886......	264	7	13	284	169	50	1
1887......	267	3	8	278	158	56	2
1888......	265	5	7	277	150	54	1
1889......	225	3	13	241	158	61	1
1890......	278	4	10	292	137	49	2
1891......	272	5	11	288	143	62	1
1892......	243	0	6	249	148	54	0
	15.191	289	712		8.967	3.227	8

Décès

Pendant ces cinquante années, il y a eu, à Riom, un total de 15,191 décès, soit une moyenne de 303,8 par an ; le maximum annuel est atteint en 1871 (453), en raison de l'épidémie de variole et des nombreuses affections occasionnées par le froid et par la présence des militaires blessés ou malades, évacués des armées. Les années 1882 et 1889 qui furent en France généralement salubres, donnent les chiffres les moins élevés : 239 et 225.

Mais, si la moyenne pour ces 50 ans est de 303 décès, chiffre considérable, elle n'est plus que de 261 pour les dernières 18 années. Malgré cette amélioration, nous sommes encore en état d'infériorité vis à vis de Paris qui n'a que 234 décès pour 10,000 habitants, et vis à vis de la France entière dont la moyenne est de 207 décès pour 10,000 habitants.

La nouvelle loi sur la santé publique, votée par les Chambres, en juillet 1893, permettra sans doute aux conseils d'hygiène de faire autre chose que des vœux platoniques, d'ordonner des travaux de salubrité dans les communes dont la mortalité s'élèvera à un chiffre exagéré. Déjà, en Hongrie, l'Etat peut imposer aux communes de lourds sacrifices lorsque la mortalité est dépassée, même en dehors des épidémies régnantes. En Angleterre, le local Government Board intervient quand le chiffre de la mortalité dépasse 23 pour 1,000 habitants.

Naissances

Pendant ces 50 ans, il y a eu, à Riom, 8967 naissances, soit en moyenne 179,3 par an.

Tandis qu'en France, il y a pour cette même période et pour 10,000 habitants, 266 naissances et 238 décès, mort-nés exclus, la situation de Riom se résume ainsi : 179 naissances et 303 décès par an, soit une supériorité annuelle de 124 décès. Ce résultat négatif tendrait à l'anéantissement de notre ville avant 100 ans s'il n'était remédié à une situation aussi déplorable par l'apport continu des campagnes qui relève chaque année le chiffre de la population.

Dans les chiffres qui précèdent, nous n'avons pas tenu compte des mort-nés qui forment un groupe spécial. Pendant la période de 50 ans qui nous occupe, leur nombre s'élève à 712, soit 142 par an. Sur 1000 naissances, mort-nés inclus, le nombre des mort-nés en France est de 44,4 ; ce chiffre qui représente la mortinalité est très élevé à Riom (73,5).

Tout en faisant abstraction de la mortinalité, c'est-à-dire en grossissant le chiffre des naissances de celui des mort-nés, la natalité descend dans notre ville surtout depuis quelques années, à un chiffre très inférieur à celui de la France, qui occupe cependant le dernier rang des nations à ce point de vue.

Cette situation se résume dans les proportions suivantes :

A. Natalité : En France, pour 1,000 femmes de 15 à 50 ans, il y a par an 103 naissances (mort-nés inclus). A Riom, le recensement de 1891 donne 2,847 femmes de 15 à 50 ans et seulement 154 naissances (mort-nés inclus), soit 54 naissances pour 1,000 femmes de 15 à 50 ans. Ce chiffre 54 est inférieur de près de moitié à celui de la France.

B. *Natalité légitime :* En France, pour 1,000 femmes mariées de 15 à 50 ans, il y a annuellement 173 naissances légitimes (mort-nés inclus). A Riom, sur 1,305 femmes mariées de 15 à 50 ans, il y a eu, en 1891, 146 naissances (mort-nés inclus), soit 111 pour 1,000 au lieu de 173.

C. Natalité illégitime : En France, pour 1,000 femmes non mariées (célibataires, veuves, divorcées), il y a annuellement 17 naissances illégitimes. A Riom, pour 1,542 femmes non mariées, on ne compte que 11 naissances illégitimes (moyennes des cinq dernières années), soit 7 pour 1,000.

Pendant les cinq dernières années, nous avons pu constater que le mois de janvier est le mois le plus chargé de décès et que le mois de septembre en offre le moins. Parallèlement, c'est en janvier qu'on compte le plus de naissances, et dans les mois de septembre et d'octobre qu'on en trouve le moins.

Enfin on pourra remarquer que contrairement à la loi de sexualité qui fait qu'en France il naît 105 garçons pour 100 filles, nous avons eu pendant ces cinq dernières années 358 garçons pour 378 filles.

D. La nuptialité générale, c'est-à-dire le rapport du nombre des mariages à toute la population est, en France, de 7,5 pour 1,000 habitants. A Riom, nous avons eu pendant les 50 dernières années écoulées 3227 mariages, soit en moyenne 64 par an, chiffre médiocre qui, malheureusement, tend chaque année à diminuer. La proportion des mariages est de 6,4, chiffre inférieur à celui de la France.

En résumé, la ville de Riom a un chiffre de décès trop élevé, une natalité inférieure de près de moitié à celle de la France et une nuptialité également bien inférieure à celle du reste de notre pays.

Vie moyenne

En 1892, M. Turquan (1) a publié un important travail sur la vie moyenne en France. Il a dépouillé les 29 millions de décès qui se sont produits en France pendant les 32 dernières années écoulées et a groupé les résultats qu'il a obtenu par sexe et par département.

Cette statistique est très curieuse à consulter ; elle nous apprend d'abord que la vie moyenne qui était seulement de 31 ans et 6 mois en 1806, s'élevait à 36 ans en 1850 et qu'en 1886 elle atteignait 40 ans ; enfin, que la moyenne générale de la France, pendant ces 32 ans, a été la suivante :

Sexe masculin.	36 ans et 2 mois
— féminin	38 ans et 4 mois
Moyenne.	37 ans et 3 mois

Le département du Puy-de-Dôme arrive à une moyenne supérieure 42 ans et six mois c'est-à-dire :

Sexe masculin.	41 ans et 8 mois
— féminin	43 ans et 4 mois

La situation de notre département est donc bonne. Peut-on en dire autant de la ville de Riom prise en particulier ?

Voici les résultats que nous obtenons en employant le procédé rapide indiqué par M. Turquan et en ne calculant que sur les années où le dénombrement a été opéré :

(1) Turquan. — *La vie moyenne en France.* — *Revue Scientifique.* 24 décembre 1892.

Années :	1846	Habitants :	12,845	Décès :	318	Age moyen :	37 ans	et 2 mois
—	1856	—	11,976	—	328	—	36 —	5 —
—	1866	—	10,614	—	243	—	43 —	7 —
—	1876	—	10,801	—	242	—	44 —	7 —
—	1886	—	10,309	—	264	—	39 —	» »
—	1892	—	11,189	—	272	—	41 —	1 —

La moyenne de tous ces chiffres donne 40 ans et 3 mois. La durée de la vie moyenne à Riom est donc plus faible que celle du Puy-de-Dôme en général ; mais elle est supérieure à la moyenne de la France entière, et s'élève bien au-dessus de la vie moyenne de Paris qui n'est que de 28 ans et 19 jours (LAGNEAU).

XIII

Établissements d'Utilité Publique

Nous consacrons ce chapitre à l'étude des établissements publics de la ville ou, du moins, de ceux qui intéressent le plus directement l'hygiène :

Lavoirs

Il existe un lavoir couvert près de la barrière de Mozat ; mais ses dimensions sont si restreintes, qu'il suffit à peine aux besoins du quartier. En dehors de ce lavoir, on lave partout où l'on peut, à toutes les fontaines pourvues ou non de bac, à tous les ruisseaux. Ces lavoirs sur les ruisseaux sont tout particulièrement défectueux ; ceux qui se trouvent en amont ont le grave inconvénient d'infecter l'eau avant qu'elle ne pénètre en ville, l'eau d'essangeage étant, sous le rapport bactériologique, la plus impure de toutes les eaux d'égoût. Ceux qui sont placés sur le ruisseau, à sa sortie de la ville, ne peuvent se comprendre, l'eau servant au prétendu lavage provenant des égoûts et charriant toutes les immondices de la ville.

En raison de la pratique du tout au ruisseau, la création de lavoirs couverts alimentés en eau potable, est, pour la ville de Riom, d'une nécessité absolue.

Abattoir

Le premier projet d'installation d'un abattoir, à Riom, remonte à 1813 ; le bâtiment projeté devait s'élever près du square.

Le projet fut repris en 1834 et on construisit l'ancien abattoir dont les bâtiments furent affectés successivement à une caserne de cavalerie, à la manufacture des tabacs et, enfin, à la caserne actuelle qui a conservé ce dernier nom.

Privée d'abattoir depuis 1858, la ville passa un traité avec la Société des Abattoirs municipaux de France, qui construisit, en 1881, le nouvel abattoir.

A l'abri des vents régnants de la région, suffisamment éloigné des habitations, l'établissement occupe une excellente situation.

D'après le traité conclu entre la ville et la Société, cette dernière doit jouir de l'établissement pendant cinquante ans, l'entretenir en bon état et percevoir un droit de deux centimes par kilog sur la viande des animaux de toute provenance. Les viandes foraines, d'après un arrêté municipal, entrent en ville en passe-debout à destination de l'abattoir.

Nous devons à l'obligeance parfaite de M. Vaissière, vétérinaire, chargé de l'inspection des viandes, tous les renseignements intéressant l'hygiène de l'abattoir et des divers services qui s'y rattachent.

L'abattoir occupe une superficie de cinq mille mètres carrés. A l'entrée, se trouvent un pavillon pour le logement du concierge et les bureaux ; le long des murs d'enceinte, sont disposés des bouveries bien installées, destinées à recevoir les animaux avant leur abattage et des locaux aménagés pour les porcs et les moutons. Au centre existe un pavillon composé de huit échaudoirs disposés autour d'une petite cour de travail ; chacun d'eux est muni de treuils, poulies, pendoir et autres appareils nécessaires à l'abattage. Le sol des échaudoirs a une pente suffisante et un revêtement de ciment ; les murs, jusqu'à une certaine hauteur, sont également cimentés et ils sont à claire-voie à la partie supérieure, ce qui permet une large aération. Chaque case possède un robinet d'eau suffisant à tous les besoins des bouchers ; l'eau coule partout en abondance et entraîne tous les liquides dans l'égoût collecteur.

Les résidus solides sont enlevés et déposés dans la fosse à fumier. L'abattoir possède un local destiné à l'abattage des porcs et une triperie composée de deux pièces, l'une pour le lavage, l'autre pour la cuisine. Il est regrettable que, malgré cette installation, quelques bouchers fassent encore en ville la préparation de leur triperie, opération qui infecte souvent tout un quartier.

L'établissement est traversé par un égout couvert qui se déverse dans l'Embène. Il se nettoie très ingénieusement à l'aide d'une vanne qui se lève au moment où tous les conduits ont été emplis d'eau, déterminant ainsi une chasse énergique.

L'eau de la ville est recueillie dans un réservoir métallique d'une contenance de 50,000 litres environ.

Le nombre des animaux abattus chaque année est environ de 6,300, savoir : 220 bœufs, 460 vaches, 1,790 veaux, 2,830 moutons et 990 porcs. Le poids de la viande inspectée, cette année, a été de 119,164 kilos.

Inspection des Viandes

Avant l'établissement de l'abattoir, l'inspection des viandes se faisait sommairement aux barrières de la ville ; un vétérinaire inspecteur visitait les étaux des bouchers et charcutiers et les marchés de la viande.

Actuellement, l'inspection des animaux et des viandes a lieu matin et soir à l'abattoir. L'abattage des animaux suspects se fait en présence du vétérinaire inspecteur. Les viandes foraines reconnues saines sont estampillées ; dans le cas contraire, elles sont saisies et enfouies aux frais des propriétaires sous la surveillance de la police. Elles doivent être accompagnées des viscères pour être admises à l'inspection. Cette obligation n'est pas imposée aux bouchers de Mozat qui ont des tueries particulières et qui peuvent faire entrer en ville, sans passer par l'abattoir, les viscères destinées aux tripiers. L'administration devrait exiger que ces viandes qui ne présentent pas toutes les garanties suffisantes d'examen, soient vendues sur un marché spécial.

Quelques communes du voisinage possèdent encore des tueries particulières. Ces installations insalubres déversant sur les routes et dans les ruisseaux toutes sortes de souillures ne devraient plus exister depuis longtemps. Il serait à désirer, relativement à l'inspection des viandes dans les communes, que les villages rapprochés se réunissent pour fonder des abattoirs en commun, qui seraient visités par le vétérinaire sanitaire de la circonscription.

Épizooties

Les maladies contagieuses constatées dans les environs de Riom, sont : le charbon bactéridien ou sang-de-rate, la rage, la morve, la phtisie pulmonaire, le rouget du porc, etc.

Il n'y a guère que le charbon qui soit traité préventivement selon la méthode Pasteur.

Ces maladies sont soumises à la loi du 21 juillet 1881, sur la police sanitaire des animaux. Les vétérinaires qui ont donné des soins aux animaux suspects et les propriétaires sont tenus de faire une déclaration au maire de la commune. Le vétérinaire sanitaire est alors chargé d'étudier l'affection ou l'épizootie et il prescrit, d'après les règlements d'administration publique, les mesures de police sanitaire propres à arrêter le développement de la maladie.

Maison d'Arrêt

La Maison d'Arrêt a été construite en 1860 pour remplacer les anciennes prisons qui occupaient l'emplacement actuel du jardin du Palais.

Les calculs de l'architecte ont été faits de façon qu'elle puisse abriter 110 hommes et 20 femmes ; la moyenne de ces dernières années a été de 104 hommes et 8 femmes, mais si l'on remarque que cette moyenne n'est acquise que grâce à des écarts, on voit qu'à de certains moments la prison est encombrée.

Les bâtiments se composent de pavillons parallèles à façades sud et nord, reliés entre eux par un couloir couvert et séparés par des cours ou préaux.

Au rez-de-chaussée, sont les ateliers, les réfectoires et quelques cellules d'isolement. Au premier étage, sont les dortoirs.

Les dortoirs, un peu exigus, contiennent de 16 à 24 lits, disposés en deux rangées ; le cube d'air, par lit, est environ de dix ou douze mètres cubes. La literie est propre et bien entretenue, tous les lits sont en fer ; ils sont garnis d'une paillasse, d'un traversin, d'une paire de draps, enfin d'une ou deux couvertures, suivant la saison.

Dans les ateliers, les prisonniers hommes sont occupés à la fabrication de chaussons, de tresses de paille ou de sacs de papier ; les femmes détenues sont employées à la lessive ou au raccommodage du linge.

La prison n'a pas d'égoûts ; les cabinets d'aisance sont installés d'une manière très rudimentaire, les tinettes sont enlevées par le soin d'un entrepreneur.

La maison d'arrêt est abondamment pourvue d'eau ; dans chaque quartier coule constamment une fontaine qui sert aux ablutions et aux divers besoins des détenus.

La cuisine, située au rez-de-chaussée, est grande et bien aérée. Il est servi aux détenus deux repas par jour ; le matin, une soupe aux légumes frais ; le soir, une purée de légumes secs avec des pommes de terre et une distribution de viande les dimanches et jours de fête. La ration quotidienne de pain est de 850 grammes par homme (y compris le pain de soupe) et de 650 grammes par femme ; en été, on distribue aux détenus une boisson hygiénique assez agréable.

A ceux qui pourraient croire ce régime insuffisant, nous dirons que les détenus peuvent y suppléer en achetant quelques aliments à la cantine, à l'aide des rétributions provenant de leur travail. Mais, sans tenir compte de ces suppléments, le régime n'est pas dédaigné ; nombre de vagabonds viennent de loin, commettre des délits dans les environs de Riom, pour être enfermés à la maison d'arrêt et quelques-uns d'entr'eux éprouvent un tel regret d'en sortir qu'ils provoquent, le jour même de leur libération, leur arrestation par un nouveau délit commis à la porte même de la gendarmerie ou du bureau de police.

Maison Centrale

La Maison Centrale est établie dans l'ancien couvent des frères mineurs de Saint François (Cordeliers), fondée en 1539, sous les auspices du Dauphin, régent de France, et de son frère Jean, duc de Berry, durant la captivité de Jean II le Bon.

Pendant le premier empire, le couvent servit à recevoir les prisonniers de guerre de l'époque.

En 1821, les bâtiments furent aménagés pour la création de la maison centrale actuelle, à laquelle on adjoignit l'ancien Hôtel des Monnaies. La superficie de la maison centrale est, environ, de 1 hectare 744 centiares.

Les bâtiments forment trois groupes distincts :

1° Le bâtiment des services administratifs, de création récente, qui comprend, au rez-de-chaussée, les archives, le prétoire et les bureaux ; au premier étage, les salles d'infirmerie ; au deuxième étage, un atelier de 80 hommes et des dortoirs.

2° Le groupe principal, dit de la détention, où sont installés les ateliers, dortoirs, réfectoires, chapelle, salles de discipline et cellules de punition.

3° Le groupe dit de la manutention, placé de l'autre côté de la rue de la Maison Centrale et communiquant par un tunnel avec le reste de la maison. C'est dans ce dernier groupe que sont installés les magasins de vivres, le vestiaire, la lingerie, la boulangerie, la buanderie, les dépôts de charbon, caves, etc.

La population est soumise au régime en commun et l'établissement est exclusivement affecté à la peine de la réclusion.

L'effectif moyen est de 650 condamnés qui sont répartis dans les diverses industries exercées dans la maison. La durée moyenne de séjour est approximativement de quatre ans et demi.

Les aliments sont préparés par deux cuisiniers détenus, sous la surveillance d'un agent spécial. Les détenus reçoivent la soupe grasse les jeudi et dimanche, avec une ration de 0,75 grammes de viande cuite et désossée, le dimanche, et de 0,60 grammes, le jeudi.

Les autres jours, ils reçoivent la soupe deux fois par jour, une pitance composée de pommes de terre ou de légumes et un pain de 0,700 grammes ; mais ils peuvent améliorer leur régime en se procurant à la cantine des vivres supplémentaires.

L'usage des boissons spiritueuses est interdit ; pendant l'été, la population reçoit une boisson hygiénique.

Un système de bains par aspersion est établi dans le sous-sol du bâtiment de l'administration ; la population reçoit alternativement, et par quinzaine, les douches de lavage et les bains de pieds. L'eau arrive en abondance dans la maison, et le service de propreté est fait dans de très bonnes conditions.

Les locaux sont éclairés au moyen de pétrole. Les cellules sont de dimensions suffisantes, elles sont parquetées et pourvues d'un lit de camp ; l'air y pénètre facilement et elles peuvent être chauffées en hiver.

Les dortoirs disposés de facon à recevoir vingt lits, s'ouvrent sur un couloir éclairé par des fenêtres donnant sur les cours ; leur aération est complète ; des cabinets établis extérieurement sont à la portée des condamnés. Le nombre total des lits est de 600 pour un cube d'air de 9,000 mètres cubes.

Les ateliers sont, pour la plupart, relativement bien installés, si on tient compte de la disposition et de la division des bâtiments.

Les principales industries auxquelles sont occupés les condamnés sont : les tissus métalliques, les tissus de velours de soie, la fabrication des mesures de capacité, des corsets de femmes, des enveloppes de bouteilles, des chaussons. Les ateliers sont, comme les dortoirs, pourvus de cabinets placés sur les façades externes des bâtiments.

Les matières et les eaux sales sont entraînées dans un système d'égoûts de construction très ancienne. Un collecteur les conduit dans le Sardon, au bas du faubourg Layat.

L'infirmerie est située au premier étage du bâtiment A.

Elle se compose de quatre salles, dont deux grandes et deux petites, s'ouvrant sur un couloir central.

En temps ordinaire, les deux grandes salles sont seules occupées par les malades ; dans la première se trouvent les fiévreux et dans la seconde, les blessés.

La troisième salle sert de local d'isolement, la quatrième est spécialement affectée aux agents malades.

Tableau de la morbidité et de la mortalité. Année 1893

GENRE DE MALADIES	Entrées	Décès
Appareil respiratoire.	66	20
Appareil circulatoire.	3	»
Appareil digestif et annexes.	65	3
Appareil génito-urinaire.	11	»
Appareil cérébro-spinal et nerveux	31	2
Appareil des sens, de la peau, du tissu cellulaire	43	1
Appareil locomoteur	27	»
Pyréxies	7	»
Cachexies.	35	2
Maladies de cause mécanique	13	»
Maladies indéterminées	19	»
Maladies simulées	97	»
Épidémie. — Influenza	27	»
Malades en traitement au 1er janvier 1894 . .	17	»
TOTAL.	461	28

En terminant, nous remercions de son accueil bienveillant M. le directeur de la maison centrale qui a bien voulu nous fournir tous les renseignements concernant l'hygiène de cet établissement.

Hôpital

L'Hôpital, ou Hospice de Riom, est affecté aux malades et infirmes de la ville et des communes qui jouissent de fondations. Il a été créé en 1648, par lettres patentes de Louis XIV, au moyen de legs et de donations, pour les pauvres de la commune, sous le nom d'Hôpital Général de la Charité.

L'hôpital comprend deux services de malades, un pour les hommes, l'autre pour les femmes, et également deux services pour les infirmes hommes et femmes. Il possède, en outre, les salles militaires pour les malades de la garnison, trois salles d'isolement, pour hommes, femmes et militaires, enfin, deux orphelinats : un pour garçons, un pour filles. Le total des lits s'élève à 312, sans compter la literie supplémentaire.

L'hôpital est situé au sud de la ville, à l'ouest du faubourg de Clermont; il occupe une superficie totale de six hectares.

Les bâtiments sont bien groupés au nord de cet emplacement et sont séparés du jardin par la branche principale de l'Embène, que l'on désigne communément du nom de ruisseau de l'Hôpital.

Les constructions occupent une superficie de deux hectares. Elles comprennent un long pavillon central, orienté de l'ouest à l'est; son extrémité ouest est réservée à l'orphelinat des garçons; le reste aux infirmes (le service des hommes est au rez-de-chaussée, celui des femmes au premier étage). A ce pavillon central sont adossés perpendiculairement trois autres pavillons : au nord, une aile affectée à l'orphelinat des filles; au sud, deux ailes parallèles entre elles, l'une renfermant les salles militaires, l'autre, les malades civils (hommes au rez-de-chaussée, femmes au premier étage). Les sallesd'isolement sont disposées le long du ruisseau, dans le pavillon qui abritait, au siècle dernier, les manufactures de cretonnes et siamoises. Les salles d'isolement, dès qu'elles cessent d'être occupées, sont désinfectées par les lavages au crésyl et les vapeurs sulfureuses.

Le cubage d'air des divers locaux est partout suffisant. La plupart des salles sont cimentées, quelques-unes ont des parquets cirés; les murs sont recouverts de ciment et peints à l'huile; enfin, les plafonds sont en plâtre et sans saillies.

La ventilation est assurée par de nombreuses ventouses, mais surtout par la disposition opposée des deux rangées de fenêtres des salles.

Toutes les pièces sont éclairées au gaz et chauffées par des poëles; chaque salle a ses annexes, cabinet de surveillance, lavabo et cabinets d'aisance. Ces derniers ne forment pas de bâtiments séparés; ils sont près des salles et en sont isolés par un couloir aéré; ils comprennent des urinoirs avec chasse-d'eau, des sièges en bois ou en porcelaine munis d'un système à soupape, mais sans chasse.

Le sol des cabinets est partout cimenté, ce qui permet de fréquents lavages. Les malades ont à leur disposition des crachoirs en porcelaine, au fond desquels on met une solution de sulfate de cuivre. Enfin, les matières fécales sont recueillies dans des canaux qui les transportent directement au ruisseau ; seuls, les cabinets des salles d'isolement sont munis de fosses étanches fixes.

L'eau abonde à l'hôpital : 20,000 litres par vingt-quatre heures, fournis par le service de la ville. Avec cette quantité, il serait possible d'organiser des chasses dans les canaux qui servent d'égoûts.

Tous les lits sont en fer et munis de sommiers élastiques, ils sont disposés sur deux rangs, à une distance d'un mètre les uns des autres. Jusqu'à présent, le nombre de lits existants a toujours été supérieur aux besoins.

La lingerie est riche et bien entretenue. La buanderie est située dans l'hôpital même, le long du ruisseau, dans la partie ouest de l'ancien bâtiment des manufactures ; à côté, est aménagé un séchoir à air libre. Dans ce même bâtiment, se trouve installé un service balnéaire bien compris, qui compte dix-huit baignoires où se donnent des bains simples ou médicamenteux. A la salle de bains fait suite une salle de douches. Enfin, près du séchoir se trouve le dépôt mortuaire qui sert pour l'hôpital et pour les gens trouvés morts sur la voie publique.

Les deux sections de l'Orphelinat, garçons et filles, sont très bien organisées, chacune dans un pavillon ; les salles de classe sont installées au rez-de-chaussée, avec un bon éclairage latéral ; aux étages sont les dortoirs et ateliers de couture où travaillent les jeunes filles. Les garçons sont exercés à la profession de jardinier.

La cuisine est installée au milieu même du pavillon central ; elle est vaste et bien aérée ; le transport des aliments se fait, de la cuisine aux salles, dans des bassines qui conservent leur chaleur. Il se fait, à l'hôpital, trois repas par jour ; la quantité et la qualité des aliments sont assurés. Les récoltes de l'établissement sont une de ses principales ressources.

Le mouvement des malades, entrées et sorties, donne, en moyenne, les résultats suivants : 442 entrées, 410 sorties, 32 morts.

Le mouvement des infirmes est plus limité ; les salles qui leur sont destinées sont presque toujours au complet.

La mortalité, à l'hôpital, est la suivante :

Malades	7.23	pour cent.
Vieillards.	12.65	—
Enfants	0.41	—

Ces chiffres sont très satisfaisants ; ils sont dus, en grande partie, à la pratique de l'antisepsie et aux progrès de la médecine; mais il y a lieu d'espérer qu'ils seront encore meilleurs le jour où seront comblés les deux desiderata suivants : la réfection des canaux d'égoûts, avec une distribution d'eau suffisante pour créer des chasses assurant le bon fonctionnement du tout à l'égoût ; les devis fournis par l'architecte font espérer que la dépense pourra se faire dans quelques années ; et l'achat d'une étuve à vapeur, achat qui, du reste, est déjà décidé.

Avec ces améliorations et quand la salle d'opérations sera terminée, les administrateurs pourront être fiers de leur œuvre et rien n'empêchera l'hôpital de Riom d'être cité comme un hôpital modèle.

Bureau de Bienfaisance

Les services du Bureau de Bienfaisance sont installés dans l'ancien hôpital des Incurables. Cet établissement fondé en 1737, rue de la Charité, était, à l'origine, réservé aux infirmes.

Les secours distribués consistent en dons en nature (bons de pain, graisse, charbon, viande, etc.), en repas, vêtements, argent pour les loyers ; de plus, un service médical assure les soins aux pauvres de la ville. Trois médecins sont chargés de visiter les malades à domicile et de donner des consultations.

Les médicaments sont distribués par une pharmacie annexée à l'établissement. Un service de lingerie très riche et bien dirigé permet à cent familles pauvres de porter au bureau, tous les huit jours, les chemises sales, tous les mois leur paire de draps et d'en recevoir du linge propre. La buanderie est alimentée par l'eau de la ville ; le séchoir à air chaud est très vaste. Le Bureau a un budget de 25,000 francs, grâce aux dons de généreux bienfaiteurs.

En 1864, le bureau de bienfaisance s'est adjoint, comme dépendances, un ouvroir et des classes maternelles.

L'ouvroir occupe une trentaine de jeunes filles.

Les classes maternelles sont au nombre de deux : une pour les garçons, une pour les filles ; leur installation, un peu sommaire, est, en résumé, assez bonne, bien qu'exiguë, on y entasse environ 250 à 300 enfants.

Les latrines de tous les services sont de forme primitive, il n'existe pas de fosses, toutes les matières sont évacuées par un égoût qui se rend au Sardon ; il manque des chasses d'eau régulières, ou, du moins, l'égoût n'est nettoyé que par les eaux des bassins de la buanderie. L'établissement est largement approvisionné d'eau de la ville, il possède, en outre, un service de bains comprenant huit baignoires.

Casernement Militaire

La garnison de Riom se compose d'un régiment d'infanterie, dont l'effectif moyen s'elève à douze cents hommes environ (chiffre dépassé pendant les périodes d'appel).

Ce régiment est logé dans quatre casernes : *Lafayette*, *Dombrowski*, *d'Anterroche et la Vieille Manufacture*. Nous ne ferons que mentionner cette dernière, qui ne sert plus qu'à loger les chevaux et les ordonnances d'officiers montés.

Caserne Lafayette

Les bâtiments de cette caserne, la plus ancienne, ont été construits à la fin du XIIe siècle.

Ils furent d'abord affectés à l'hôpital de Saint-Cassi qui prit, plus tard, le nom d'Hôtel-Dieu. En 1831, les divers services de l'Hôtel-Dieu furent transportés à l'hôpital actuel ; les bâtiments devenus vacants, furent loués d'abord, puis vendus en 1842 à la ville de Riom qui en fit une caserne.

Cette caserne comprend un corps de bâtiment principal à deux étages avec façade exposée au Midi et flanquée de deux ailes en retour, encadrant une petite cour séparée de la rue par une grille. Au Nord et à l'Est, la caserne est limitée par un vieux quartier à ruelles malpropres, aux pavés constamment humides,

Depuis la création des nouvelles casernes, la caserne Lafayette n'est plus occupée que par une partie minime du régiment : la section hors rang (environ 100 hommes) et le petit état-major.

On y a installé les divers ateliers, une cantine et les magasins d'habillement et d'armement.

Ce casernement présente de nombreuses défectuosités. Les urinoirs et les latrines se déversent directement par les fentes ménagées entre les dalles formant plancher, dans le ruisseau de l'Embène qui passe sous cette caserne et traverse la ville.

C'est le tout à l'égoût avec la contamination du ruisseau qui sert à la ville d'égoût à ciel ouvert.

Caserne Dombrowski

Cette caserne, construite en 1877, comprend un seul bâtiment central à 3 étages à exposition Nord-Sud.

La superficie totale (bâtie et non bâtie), est de 10,000 mètres carrés. L'effectif normal est d'un bataillon (500 hommes environ).

Les divers locaux, cuisines, latrines, cantine, locaux disciplinaires, poste de police, magasins de compagnie, forment autant de petits pavillons séparés, isolés dans la cour ou adossés au mur d'enceinte contre lequel on trouve également, au sud et à l'ouest, de vastes hangars pour les voitures.

Les chambres des hommes, disposées à chaque étage, contiennent les unes 11 lits, les autres 24 ; le cube d'air, au rez-de-chaussée et aux deux premiers étages, est de 15 mètres cubes ; au troisième étage, de 12 mètres cubes.

La ventilation est assurée par les fenêtres opposées, dont quelques carreaux sont remplacés par une toile métallique et par de petits regards grillagés, ménagés dans les angles, à la partie inférieure de la chambre.

Les latrines sont à fosses fixes ; on les vidange tous les six mois. Leur transformation en tinettes mobiles est un réel besoin.

Les urinoirs sont munis de dalles en ardoises, irriguées par un très mince filet d'eau à la partie supérieure ; l'urine est souvent stagnante et répand des odeurs fétides.

Le système d'égouts est défectueux ; la pente n'est pas assez rapide et l'absence de chasses amène souvent des stagnations.

Caserne d'Anterroche

Cette caserne, construite en 1892, réalise la plupart des innovations réclamées depuis longtemps par l'hygiène. Elle est située au sud de Riom, à l'extrémité méridionale du faubourg de Clermont, sur un plateau peu élevé, qui servait autrefois de champ de manœuvres.

Du type linéaire 1874, elle comprend trois bâtiments isolés, à direction perpendiculaire, enclavant entre eux un espace suffisant pour permettre une large aération des cours.

La superficie totale du terrain bâti et non bâti, est de 22,000 mètres carrés.

Le casernement se compose de deux grands bâtiments parallèles à trois élages, orientés suivant une direction N. O. S. E ; ils sont affectés chacun au logement d'un bataillon. Chaque étage renferme des chambres à 28 et des chambres à 9 lits. Les premières ont un cubage de 13 mètres cubes par occupant ; les secondes ne donnent que 12 mètres cubes par homme, ce qui représente le minimum réglementaire. Les chambres du troisième étage, mansardées, sont les plus spacieuses ; elles ont un cubage de 14 mètres cubes.

L'aération et la ventilation des locaux sont largement assurées par les fenêtres opposées, dont la partie supérieure, pourvue de larges vasistas, laisse pénétrer l'air obliquement de bas en haut. Le fonctionnement du vasistas se fait par un mécanisme ingénieux et solide, (manivelle agissant sur un bras de levier moteur au moyen d'une vis sans fin). En outre, des gaines en bois sont fixées de distance en distance au plafond des chambres ; les orifices intérieurs de ces gaines sont de petits trous losangiques percés à dix centimètres de distance les uns des autres ; les orifices extérieurs se trouvent soit sur les façades de chaque extrémité du bâtiment, soit dans la cage d'escaliers. Il serait à désirer que ces gaines puissent s'ouvrir dans toute leur longueur au moyen de valves mobiles ; leur nettoyage deviendrait alors possible et l'on n'aurait pas à craindre de les voir se transformer en nids de poussière et de microbes. L'appel de l'air extérieur est assuré dans les chambres par des plaques grillagées à opercules mobiles disposées dans chaque angle à la partie inférieure.

L'absence de réfectoires est regrettable. Dans chaque compagnie, trois chambres sont destinées aux logements des sous-officiers ; ces locaux, trop spacieux pour un seul occupant, au détriment du cubage des chambres sont, de plus, très difficiles à chauffer en hiver.

Des lavabos, d'une installation simple et commode, se trouvent au rez-de-chaussée.

Un système de latrines de nuit est installé sur la façade externe des deux bâtiments. Elles rappellent, comme aspect extérieur, les bow-windows des nouvelles constructions de Paris ; elles correspondent aux cages d'escaliers dans lesquelles elles ont accès.

Les latrines sont pourvues de chasses d'eau automatiques, leur aération se fait par des persiennes situées à la partie supérieure de la cage métallique.

Les latrines de jour sont installées dans la cour dans deux pavillons isolés. Des coquilles de grès vernissé, percées de trous à la turque, sont placées au-dessus d'une auge en grès, constamment remplie d'eau, communiquant d'une part avec un tuyau de chute siphonné et, d'autre part, avec le tuyau de chasse d'un réservoir automatique. Les matières, poussées par des chasses intermittentes, arrivent à l'égout après avoir traversé un système de tinettes filtrantes.

Les urinoirs sont constitués par de grandes plaques d'ardoises, lavées par un courant d'eau abondant et continu.

L'infirmerie constitue un petit bâtiment central, isolé au fond de la cour, entre les deux grands bâtiments. Son installation est spacieuse et presque luxueuse.

Les latrines, du système déjà décrit, sont isolées du bâtiment principal auquel elles sont reliées par une galerie vitrée et couverte.

Au fond du jardin qui sert de promenoir, se trouve le pavillon de désinfection. La salle de bains, située au rez-de-chaussée, est pourvue d'un appareil à douches composé d'un double serpentin en cuivre, plongeant dans un foyer ; l'eau de la ville est amenée par une conduite spéciale et s'échauffe en traversant le serpentin qui alimente six pommes d'aspersion dominant un bassin en ciment.

La cuisine est installée dans un pavillon éloigné des autres bâtiments. Le sol est imperméabilisé et suffisamment déclive pour l'écoulement des eaux ménagères.

La ventilation est suffisante ; la fumée et les buées s'échappent facilement par une lanterne de faitage placée à la partie supérieure de la toiture. Les éviers sont munis de bouchons hydrauliques. Cinq fourneaux à chauffage circulaire, du système F. Vaillant, sont pourvus chacun de deux marmittes permettant la cuisson d'aliments variés : viandes rôties, etc.

Le lavoir unique n'est pas suffisant ; son installation est excellente ; l'eau, amenée par un fort robinet à roues, s'y renouvelle facilement. Un radier à plan incliné, séparé du bassin, permet aux hommes de laver leur linge avec aisance et assure, en même temps, un écoulement direct des eaux sales dans la conduite.

La pente des nouveaux égouts est suffisante. Ils aboutissent à une conduite maîtresse qui rejoint celle de la Manufacture des Tabacs et se jette dans l'Embène, sous le pont de la Manufacture.

Les locaux disciplinaires sont spacieux, bien éclairés par de larges impostes garnis de persiennes renversées et suffisamment ventilés.

D'après la convention passée avec la ville, 55 mètres cubes d'eau par 24 heures sont assurés à la caserne d'Anterroche. Si l'on considère que les latrines de cette caserne sont installées d'après le système de tout à l'égout qui réclame de l'eau en abondance, la quantité allouée nous paraît insuffisante. (Dr Gilbert).

Manufacture des Tabacs

La Manufacture des Tabacs, créée en 1869, fut provisoirement installée dans la caserne de l'Avenue de la Gare, qui a conservé, depuis, le nom de Vieille Manufacture.

En 1881, elle fut organisée dans les bâtiments actuels. La

superficie totale est de 22,000 mètres carrés, la superficie bâtie de 7,000 mètres carrés.

L'établissement se compose de deux corps de bâtiments parallèles, orientés de l'ouest à l'est et reliés entre eux par trois pavillons destinés : Le premier, au logement du directeur et aux bureaux ; le deuxième, aux machines et ateliers exigeant des transmissions et le troisième aux magasins.

Dans les deux bâtiments principaux et le pavillon central, sont installés les ateliers de mouillage, hachage, torréfaction, séchage, mise en masse, paquetage, confection des cigares, confection et paquetage des cigarettes.

Tous les ateliers sont vastes, bien aérés et bien éclairés (éclairage latéral et gaz). Le chauffage à vapeur est installé dans les ateliers. Les latrines sont à fosses étanches. Les eaux résiduaires sont seules dirigées sur le ruisseau de l'Hôpital.

La Manufacture reçoit l'eau de la ville.

Une boisson hygiénique est distribuée dans les ateliers.

La Manufacture occupe environ 500 femmes et 50 hommes.

Une *crèche* est installée au rez-de-chaussée d'un bâtiment à un étage, placé entre le jardin du directeur et une cour plantée d'arbres, réservée aux enfants. Elle comprend une cuisine, deux dortoirs, un réfectoire et une salle de récréation. La cuisine est isolée. Les deux dortoirs sont vastes ; l'un sert pour les enfants au-dessous de 3 ans, l'autre pour les enfants plus âgés, de 3 à 6 ans, âge à partir duquel les enfants peuvent aller aux écoles primaires et ne sont plus, en général, admis à la crèche. Le premier contient 18 berceaux ; le deuxième, 12 lits en fer ; au total 30 lits.

On peut admettre cependant un plus grand nombre d'enfants, la plupart d'entre eux n'ayant pas besoin de rester couchés.

Dans le réfectoire est un meuble circulaire nommé pouponnière, dans lequel les enfants viennent s'asseoir pour manger.

La salle de récréation, qui sert en cas de mauvais temps, est grande ; elle est séparée par une cloison d'une petite salle réservée aux mères qui viennent allaiter leurs bébés.

Les enfants sont admis à partir du vingt-unième jour de leur naissance jusqu'à l'âge de 6 ans.

Les frais du premier établissement de la crèche ont été supportés par l'administration de la Manufacture.

Les dépenses annuelles lui incombent également, mais les ouvrières y contribuent par une cotisation de 0 fr. 10 par enfant et par jour.

Cimetière

Le cimetère de Riom se trouve au N. O. de la ville, à 400 mètres environ du boulevard extérieur. Sa superficie totale est de 2 hectares 77 ares ; les allées occupent le tiers de cette surface.

Le sol est formé d'une assez forte couche d'alluvion et la nappe d'eau est à environ 3 mètres de profondeur, c'est-à-dire bien au-dessous du niveau habituel des fosses. La pente du terrain entraîne les eaux de surface vers l'angle nord d'où elles s'écoulent jusque dans le Sardon. Le drainage du sol est assuré par trois grands collecteurs dans lesquels se vident les eaux des caveaux les plus importants. Les maisons du voisinage s'alimentent aux fontaines publiques ; cependant il existe, près du cimetière, quelques puits dont on fait usage.

La situation du cimetière au N. O. de la ville, est très favorable.

XIV

Mortalité

La constatation des décès par un bulletin médical est rigoureusement exigée par le bureau de l'Etat Civil de Riom. Grâce à cette circonstance, nous avons recueilli des renseignements certains nous permettant d'établir la statistique mortuaire de la ville.

Nos recherches ont porté sur une période de 18 années de 1875 à 1892 et sur un total de 5,000 décès.

Dans le tableau suivant, nous groupons les maladies auxquelles sont dûs les décès en quatre classes : 1° Maladies contagieuses ; 2° Maladies aiguës ; 3° Maladies chroniques ; 4° Affections diverses.

Tableau de la mortalité de la ville de Riom (1875-1892)

Groupe	Causes	1875	1876	1877	1878	1879	1880	1881	1882	1883	1884	1885	1886	1887	1888	1889	1890	1891	1892
Tuberculose & Maladies miasmatiques, épidémiques & contagieuses	Tuberculose pulm. Phtisie..	26	18	25	21	38	23	29	21	21	25	22	31	25	42	35	32	34	30
	Méningite tuberculeuse....	7	4	1	2	6	4	5	»	4	7	2	»	4	6	»	3	4	4
	Athrepsie...........	»	»	2	»	»	»	2	6	11	9	1	4	3	»	4	8	12	4
	Carreau, péritonite tub....	1	2	»	1	»	»	»	2	1	»	»	»	»	»	1	»	»	1
	Cancer..............	9	8	10	5	12	8	8	10	9	11	14	7	16	7	14	5	2	10
	Rhumatisme..........	4	»	»	1	»	»	»	2	»	»	2	»	3	»	»	1	1	1
	Scrofulose...........	2	3	5	4	5	»	2	1	2	2	1	6	3	1	3	»	2	1
	Syphilis............	1	»	»	»	»	»	»	»	1	»	»	»	»	»	»	»	»	1
	Diphtérie (Croup).......	»	1	1	4	1	1	2	3	20	5	»	1	1	»	4	2	8	2
	Fièvre intermittente.....	»	»	»	»	»	»	»	»	»	»	3	»	»	»	»	1	1	»
	Erysipèle...........	4	5	»	»	1	2	2	5	2	»	3	1	»	1	»	1	1	»
	Fièvre typhoïde........	4	3	6	3	3	7	5	3	3	9	4	5	2	3	4	3	»	6
	Rougeole............	»	»	»	4	»	1	5	»	»	2	»	»	8	1	»	»	»	1
	Scarlatine...........	»	»	»	»	»	»	2	1	2	3	3	5	2	1	1	»	»	»
	Variole.............	»	»	»	1	»	»	1	2	»	»	»	2	2	»	7	»	»	»
	Grippe..............	»	1	»	»	»	»	»	»	»	»	»	»	»	»	»	1	1	6
	Coqueluche...........	2	»	»	»	1	»	»	»	1	»	»	»	»	»	»	»	»	2
	Suette miliaire.........	»	»	»	1	»	1	»	»	»	»	»	»	»	»	»	»	1	»
	Fièvre puerpérale.......	1	»	»	1	»	»	»	»	»	1	»	»	1	»	»	2	»	1
Maladies aiguës	Apoplexie, Hémorrh. cérébrale	36	27	16	25	25	29	22	20	24	12	15	23	22	36	15	30	27	25
	Stomatite, angine (muguet)..	»	»	»	3	»	2	»	»	1	1	2	1	2	»	1	»	»	1
	Laryngite, Bronchite.....	16	5	6	6	13	6	1	6	10	8	8	7	7	5	3	9	6	10
	Pneumonie, congestion pulm..	38	27	22	24	53	34	19	29	33	31	40	49	39	30	27	48	38	35
	Pleurésie............	2	2	5	1	7	7	4	4	1	3	3	2	1	3	1	1	»	»
	Embarras gastrique......	2	»	1	4	1	4	»	1	»	»	»	»	»	»	1	»	1	2
	Gastro-Entérite, Diarrhée...	13	6	14	17	13	12	7	8	4	16	9	14	5	7	»	9	4	1
	Choléra-Infantile........	»	4	5	8	9	4	6	3	7	5	»	4	4	10	8	5	4	5
	Dysenterie...........	1	»	»	»	2	1	»	»	»	1	1	1	2	1	»	»	»	»
	Gastralgie, Entéralgie.....	1	»	1	1	»	»	1	»	1	»	1	»	2	2	»	1	»	2
	Péritonite............	4	»	1	1	1	1	3	4	»	4	1	3	1	1	»	1	4	1
	Éclampsie, Convulsions....	»	8	4	2	1	3	»	3	3	4	»	2	1	2	»	1	5	4
	Epilepsie............	»	»	»	»	»	1	»	1	»	1	»	»	»	»	»	»	1	»
Maladies chroniques	Maladies chroniques du cerveau et de la mœlle	7	9	4	3	4	4	4	4	6	7	9	6	9	10	10	11	8	8
	des voies respiratoires.	16	18	10	16	35	13	17	9	13	13	11	14	17	20	14	11	12	17
	du cœur et des vaisseaux	16	18	13	12	23	11	7	21	20	12	14	17	34	20	18	23	26	17
	du foie et de la rate....	2	5	3	10	2	2	6	3	3	7	6	6	4	6	3	4	4	4
	de l'estomac et intestins.	17	7	8	11	8	13	14	4	7	8	8	4	2	»	5	11	3	3
	des reins (urémie)...	16	11	9	20	11	14	11	8	15	15	8	9	10	11	10	12	12	7
	des organes génito-urin.	2	6	2	4	3	»	4	»	2	1	3	»	3	2	4	2	2	3
Divers	Affections chirurgicales...	10	9	17	14	5	10	9	13	10	9	13	6	6	7	8	6	13	12
	Alcoolisme (delirium-tremens)	1	»	»	»	1	»	»	1	»	»	1	»	»	»	»	1	2	»
	Goître suffocant........	»	»	1	»	»	1	»	1	»	»	»	»	»	1	»	»	»	»
	Diabète.............	»	»	»	»	1	1	»	1	1	3	1	1	2	1	2	1	1	»
	Empoisonnements.......	»	»	»	»	»	»	»	»	»	»	»	»	»	»	»	»	1	»
	Submersion...........	1	»	1	»	»	»	»	2	»	»	»	»	»	»	1	»	1	»
	Tétanos.............	»	»	1	»	1	»	»	2	»	»	»	»	»	1	1	1	1	»
	Anémie, Débilité........	15	5	13	8	12	4	13	11	3	6	13	10	3	3	3	7	6	2
	Sénilité.............	20	28	33	22	29	29	36	24	32	27	23	22	16	23	14	24	22	13
	Causes non indiquées.....	»	2	1	»	1	1	1	»	1	»	4	1	5	1	3	»	5	1
	TOTAL.....	297	242	241	260	328	255	248	239	274	268	249	264	267	265	225	278	272	243

Tuberculose

Pendant les 18 années que comporte la statistique, la tuberculose a fait 633 victimes, soit une moyenne de 35 par an. La moyenne des décès de ces mêmes années étant de 261, la tuberculose fournit environ 13 0/0 des décès. Ce chiffre déjà considérable par lui-même est encore au-dessous de la vérité. Il faudrait, pour être juste, ajouter à ces chiffres une partie des affections chroniques, des voies respiratoires qui compte environ pour 5,9 0/0 dans la statistique et peut-être aussi un certain nombre de bronchites supposées simples à défaut d'autre indication, de pleurésies et de pneumonie. Le pour cent ainsi obtenu serait assez élevé, mais encore inférieur à celui de Paris, qui est de 25 0/0.

Les pays d'altitude, selon Lancereaux et Jaccoud, sont relativement favorisés au point de vue de leur immunité vis à vis de la tuberculose. Les résultats publiés sur la statistique du recrutement en ce qui concerne le département du Puy-de-Dôme, accusent en effet un chiffre d'exemption pour tuberculose, bien inférieur à la moyenne de la France, mais ces prévisions ne sont plus confirmées par les chiffres de la morbidité de l'armée dans le 13e corps et dans la garnison de Riom en particulier.

Le climat de la région est surtout caractérisé par des écarts considérables dans la température, par des refroidissements brusques ; conditions certainement très défavorables aux organismes débilités tout disposés à recevoir les germes de la tuberculose.

Ainsi s'explique le grand nombre de réformes et de décès qui s'élève annuellement à environ 12 pour mille hommes d'effectif.

On reconnaît depuis les découvertes de Villemin et de Koch, que la contagion est la cause principale de l'extension de la maladie ; mais les nombreuses mesures de prophylaxie actuellement en vigueur contre les maladies infectueuses en général sont loin d'être acceptées et mises en pratique pour la tuberculose. Augmenter le cube d'air dans les casernes, les pensionnats, le logement des villes, désinfecter les locaux contaminés par les malades, éviter la dissémination des germes contenus dans les crachats, surveiller comme l'exige le règlement du 28 juillet, la consommation des viandes des animaux tuberculeux sont des mesures excellentes qui n'ont pas encore produit les résultats qu'on est en droit d'attendre de leur application.

Diphtérie

La diphtérie sous forme d'angine diphtérique ou de croup donne une moyenne de 3 décès par an. Trois années seulement ont été indemnes, le maximum a été atteint en 1883 avec 20 décès ; depuis cette épidémie qui s'étendit sur tous les quartiers de la ville, chaque année on observe quelques cas de diphtérie.

Paludisme

La mortalité par fièvre intermittente s'élève à 5 décès en 18 ans, ces décès sont ceux de prisonniers de la Maison Centrale, anciens cachectiques ayant fait un long séjour en Corse ou sur le littoral méditerranéen.

Le paludisme qui a fait d'immenses ravages dans la Limagne jusqu'au milieu de ce siècle, n'existe plus de nos jours. Le sol est desséché et toutes les mares avec leur lit de vase, alternativement couvert et découvert ont été supprimées.

Erysipèle

La mortalité due à cette affection s'élève à 28 décès en 18 ans : cette moyenne est assez favorable si l'on tient compte que la maladie est très fréquente dans la région.

Le nombre des entrées à l'hôpital pour la garnison de Riom, s'élève à environ cinq pour mille de l'effectif, chiffre bien inférieur à celui de la garnison de Clermont. La maladie s'observe de préférence au printemps et elle accompagne souvent les épidémies de grippe. Cette relation que nous signalons entre la grippe et l'érysipèle explique sans doute la plus grande fréquence de cette dernière affection, malgré les applications des procédés antiseptiques et les soins hygiéniques de la bouche qui sont aujourd'hui d'un usage beaucoup plus répandu qu'autrefois.

Fièvre typhoïde

La fièvre typhoïde a causé 73 décès en 18 ans, soit 4 décès par an, c'est-à-dire 1,5 pour cent sur l'ensemble des décès annuels. Plus favorisée que Clermont qui donne une moyenne de 5 décès par an et par 10,000 habitants, la ville de Riom possède encore une mortalité trop élevée pour fièvre typhoïde.

La maladie existe à l'état endémique à Riom. Le voisinage de Clermont et les relations constantes qui unissent ces deux villes sont une cause de cette endémicité ; mais l'importation ne joue pas le plus grand rôle. Certains quartiers de la ville, en particulier celui des Tanneries situé le long d'un ruisseau infecté pas les apports des maisons du voisinage, la plupart dépourvues de fosses d'aisances, peuvent être considérés comme de véritables foyers épidémiques.

Parmi les maladies contagieuses, la fièvre typhoïde est aujourd'hui une des mieux connues au point de vue de son mode de dissémination. « Le typhique répand hors de lui les germes de contage principalement par les matières fécales. Après leur émission, dit Chantemesse (1), les garde-robes peuvent souiller les linges, le corps du malade ou de ses aides, tous les objets avec lesquels elles viennent en contact ; leur puissance morbigène s'exerce surtout après la dessication. Le virus peut ensuite se conserver dans les fosses d'aisances, les vêtements, les poussières, les fumiers ; il contamine le sol et le sous-sol (Pettenkofer), et peut en souillant les eaux potables facilement infecter toute une population ».

La principale cause d'endemité de la fièvre typhoïde à Riom réside dans la défectuosité du système des égouts, dans l'absence de lavoirs publics qui oblige une partie de la population à se servir de l'eau des ruisseaux de la ville. La pratique du tout au ruisseau est un système primitif offrant certains avantages, mais

(1) CHANTEMESSE. — *Fièvre Typhoïde*, Traité de Médecine, Charcot et Bouchard, I. 709.

pouvant avoir de graves inconvénients s'il n'est corrigé par la purification des eaux et un mode d'épandage bien organisé.

L'eau d'alimentation de la ville de Riom, en raison de sa grande pureté, n'a jamais été incriminée ; cependant les eaux les plus pures peuvent, en certaines circonstances, servir de véhicule aux germes des affections contagieuses et en temps d'épidémie il y aurait lieu de s'inquiéter de l'étanchéité des tuyaux de conduite, surtout dans leur passage à travers le village de Mozat.

Relevé mensuel des entrées pour fièvre typhoïde à l'Hôpital de Riom (Période de 1882-1893).

	Janvier	Février	Mars	Avril	Mai	Juin	Juillet	Août	Sep-tembre	Octobre	Novem-bre	Décem-bre
Militaires.	8	3	6	5	3	3	6	9	18	11	2	2
Civils......	2	1	1	1	»	1	3	2	6	5	»	3
	10	4	7	6	3	4	9	11	24	16	2	5

Rougeole

Les épidémies de rougeole sont assez fréquentes à Riom, ainsi que dans les villages voisins, mais la mortalité de cette affection est assez peu élevée, 22 décès en 18 ans, soit un peu plus de un décès par an sur une moyenne de 261 décès.

La rougeole est contagieuse à toutes ses périodes et parait même l'être davantage avant l'éruption. Quand elle frappe un village, la presque totalité des enfants est atteinte ; il est vrai que dans bien des endroits la pratique de l'isolement n'est pas entrée dans les mœurs et il n'est pas rare de rencontrer des enfants à la période d'éruption, vagabonder dans les rues en semant autour d'eux la contagion.

Relevé mensuel des cas de rougeole, scarlatine et oreillons observés dans la garnison de Riom (Période de 1878-1893).

	Janvier	Février	Mars	Avril	Mai	Juin	Juillet	Août	Septembre	Octobre	Novembre	Décembre
Rougeole.	8	7	15	41	21		2					
Scarlatine.	4	8	6	1	1	2	6	3	4			
Oreillons.	8	8	16	22	19	4	6	4			2	4

Scarlatine

20 décès en 18 ans, chiffre assez semblable à celui de la rougeole; le maximum des décès a été de 5 pendant l'année 1888.

Affection éminemment contagieuse, ayant une porte d'entrée facile, l'amygdale et le pharynx. Il n'est pas sans intérêt de remarquer que les épidémies de rougeole et de scarlatine co-existent souvent avec les épidémies d'oreillons.

Variole

La variole a donné 15 décès en 18 ans. Ce chiffre de mortalité est certainement élevé quand on pense que par la vaccination et la revaccination on est arrivé, dans d'autres pays depuis longtemps, à rayer cette affection des tableaux de mortalité.

« Les épidémies de variole peuvent toujours être rapportées à un cas importé d'un milieu infectueux où à un objet infecté par un malade (1) ». Nous en avons un exemple dans la dernière épidémie qui a frappé Riom en 1889. Le premier cas est celui d'un vagabond ayant séjourné quelques jours auparavant à Saint-André-le-Coq, où il avait été occupé à des remaniements de

(1) L. GUINON, -- *Art. Variole du traité de Médecine.* Charcot-Bouchard, II. p. 22.

terrain sur l'emplacement d'un ancien cimetière. Ce malade fut admis immédiatement à l'Hôpital de Riom. A cette époque, l'Hôpital n'avait pas de salles d'isolement; on l'installa cependant dans une salle à l'écart, mais d'autres malades curieux de voir un varioleux, pénétrèrent jusqu'à lui et contractèrent la maladie. De l'Hôpital, la variole se propagea au dehors par les visiteurs. Il y eut ainsi à l'Hôpital et en ville, environ quarante cas de variole avec 7 décès. La marche de l'épidémie, l'évidence de la contagion, décidèrent l'administration des hospices, à créer des salles d'isolement, mesure excellente qui met désormais le reste de la population à l'abri de l'exportation des affections contagieuses.

A Saint-André-le-Coq, les travaux de terrassement de l'ancien cimetière furent terminés au plus vite; outre le cas de variole importé à Riom, il s'en présenta encore quelques autres, mais la maladie ne prit pas un caractère épidémique.

Rappelons qu'en 1870-1871, Riom fut, comme presque toutes les villes de France, un foyer de variole. Sur les registres de l'Hôpital, nous avons relevé pour ces deux années 43 cas chez les civils, dont 5 décès et 304 cas chez les militaires, dont 31 décès.

Grippe

La grippe a causé à Riom 9 décès en 18 ans, dont 6 en 1892. Ce chiffre s'explique par l'épidémie d'influenza qui a ravagé notre région depuis janvier 1890. Il est certainement inférieur au chiffre réel, la plupart des décès par grippe ayant été vraisemblablement rapportés aux accidents qui ont enlevé le malade, tels que pneumonie, maladies du cœur, des reins, etc. La question de la contagion de la grippe étant encore controversée, nous croyons devoir rappeler le fait suivant que nous avons nettement constaté. Les premiers cas éclatèrent à Riom, les derniers jours de décembre 1889 et le maximum fut atteint en janvier et en février 1890. A cette époque, le mauvais état des routes empêchait toute communication entre la ville et les domaines du Marais; les habitants de ces domaines, cantonnés dans leurs maisons, cernés par la neige, ne purent aller en ville que fin février ou dans le mois de mars; c'est à ce moment seulement que la maladie a commencé à sévir sur eux.

Coqueluche

La coqueluche existe dans le pays à l'état endemo-épidémique et il ne se passe guère d'années sans qu'une recrudescence éclate soit à Riom, soit dans les villages voisins et gagne ainsi de proche en proche ; bien que la mortalité soit peu élevée, 3 décès en 18 ans, on peut lui attribuer un certain nombre de décès par pneumonie.

Suette miliaire

La suette miliaire mérite d'attirer l'attention ; cette affection indépendante des conditions ethnologiques et climatériques a une distribution géographique assez irrégulière. Inconnue à Paris et dans la majeure partie de la France, elle existe dans le pays à l'état endémique et rien ne prouve qu'elle ne puisse un jour éclater d'une façon épidémique comme au Poitou, en 1890.

Est-elle contagieuse ? La question est encore contreversée (1), nous possédons cependant deux exemples où la suette a frappé dans une même maison deux personnes à quelques mois d'intervalle.

Si les cas de suette ne sont pas rares, la mortalité de ce fait est du moins assez faible ; nous n'en avons relevé que trois décès en dix-huit ans.

Syphilis

Trois décès en 18 ans ; ce résultat favorable est assurément au-dessous de la vérité, nul doute en effet qu'un certain nombre de décès attribuables à la syphilis ne se soient glissés parmi les affections chroniques du cerveau, de la mœlle ou d'autres organes.

La syphilis, la blennorrhagie et le chancre mou sont encore des affections trop fréquentes ; une des causes principales de leur

(1) L. GUINON. -- Loc. cit. II. p. 186.

extension est la défectuosité du système de police sanitaire employé. Les maisons de tolérance sont assez bien surveillées ; un médecin est chargé de visiter trois fois par mois le personnel ; mais ces maisons ne représentent qu'une partie de la prostitution, le reste s'étale dans les débits, les comptoirs de certains quartiers. Lorsqu'une affection vénérienne atteint ce personnel non inspecté, la propagation est fatale et ne cesse que devant le *tolle* des victimes.

Il est à désirer que le contrôle de la police et les visites médicales s'étendent aux prostituées en dehors des maisons de tolérance, dans les débits ou les pseudo-ateliers de couture et de repassage.

Maladies aiguës

Nous ne pouvons commenter la statistique des maladies aiguës. Les seules remarques que nous ayons à faire dans ce tableau sont : le grand nombre des apoplexies et des hémorrhagies cérébrales, une moyenne de 23 décès par an sur 261, ce qui indique un assez grand nombre de pléthoriques et de scléreux.

Pneumonie

Cette affection est assez fréquente et donne annuellement un chiffre moyen de 34 décès, soit 13 pour cent du chiffre total des décès. Un certain nombre de ces pneumonies doivent être rattachées à des affections générales, telles que la tuberculose, la coqueluche, la rougeole, la grippe.

Les mauvaises conditions climatériques jouent un rôle important dans le développement de cette affection, qui, d'après la statistique générale de la mortalité de l'armée, classe le 13e corps dans un assez mauvais rang. C'est au printemps, en automne et hiver que ces affections se montrent de préférence.

Le maximum des pneumonies, 53, est atteint en 1879, année dont l'automne et l'hiver ont été extrêmement rigoureux.

Maladies de l'appareil digestif

Le choléra infantile a donné 9 décès en moyenne par an, chiffre trop élevé qui tend à diminuer depuis quelques années par suite des progrès de l'hygiène infantile et de l'introduction de l'acide lactique dans la thérapeutique.

Chez les adultes, la gastro-entérite cholériforme produit bien quelques décès ; mais cette affection n'a jamais revêtu le caractère d'une épidémie grave.

Le choléra n'a pas fait de ravages dans la contrée depuis l'année 1849 (1).

Rhumatisme

Cette affection qui, par elle-même, accuse dans le tableau de la mortalité un total de 15 décès, et à laquelle se rattachent un certain nombre d'affections cardiaques est très fréquente dans la région.

Elle s'observe de préférence sur l'élément militaire en raison de l'âge et des causes nombreuses de refroidissement auxquels les hommes sont exposés.

Les registres de l'Hôpital mixte de Riom indiquent pour la garnison une moyenne annuelle de 17 entrées pour 1,000 hommes d'effectif, chiffre un peu supérieur à celui des entrées de l'Hôpital militaire de Clermont, 15 pour 1,000 (2).

Dans le développement de cette affection, encore entouré de beaucoup d'obscurités, il faut tenir compte non seulement des influences du milieu, mais encore de la race ; c'est ainsi que les habitants de la plaine sont plus fréquemment atteints que ceux de la montagne et que le contingent de l'Allier donne un chiffre de

(1) Aguillon et Nivet. — *Epidémie de choléra morbus dans le Département du Puy-de-Dôme, 1849.*

(2) Vigeneaud et Girod. — *Topographie médicale de Clermont.*

malades qui est deux fois supérieur à celui des jeunes soldats du Puy-de-Dôme.

Goître

On a beaucoup écrit sur l'étiologie de cette maladie et de nombreuses théories ont été émises. Parmi les causes multiples invoquées, nous citerons le voisinage des montagnes, le séjour dans des vallées profondes, humides et brumeuses, l'influence des vents, le refroidissement du cou et l'ingestion d'eau très froide, le corps étant en sueur, la composition chimique des eaux, etc.

Tous ces facteurs ont certainement leur importance, mais ils sont insuffisants à eux seuls pour expliquer l'étiologie de la maladie et ils laissent supposer que la véritable cause est toute entière dans la spécificité. Les épidémies de goître aigu témoignent surtout en faveur de cette hypothèse qui ne pourra être résolue que par la découverte du germe infectieux.

L'eau paraît être le vecteur le plus habituel du contage ; les épidémies s'observent presque toujours durant la période estivale. Les relations que la topographie, la localisation de l'affection semblent affecter dans le département avec le système hydrographique de la région en sont des preuves évidentes. On a invoqué avec juste raison le développement de l'aisance pour expliquer la disparition du goître de certains milieux où il était autrefois très fréquent, comme cela a été observé à Royat, mais n'est-il pas évident qu'une des conséquences directes de ce changement a été de permettre aux habitants de boire du vin au lieu de boire de l'eau ?

Si l'on tient compte des données fournies par le recrutement des jeunes soldats, la proportion des goîtreux aurait, dans le département, une marche décroissante assez rapide ainsi que l'indique le tableau suivant, comprenant deux périodes distinctes, 1873-1877 et 1886-1890 :

ANNÉES	Nombre de Conscrits	Nombre de Goitreux	ANNÉES	Nombre de Conscrits	Nombre de Goitreux
1873	4 465	128	1886	4 712	63
1874	4 416	74	1887	4 715	20
1875	4 326	30	1888	4 728	35
1876	4 392	110	1889	4 648	11
1877	3 028	34	1890	4 358	12

La proportion des goîtreux pour 1,000 conscrits, pour la période de 1873 à 1877 est de 18 et pour la période de 1886 à 1890 de 6,8.

Le département du Puy-de-Dôme, d'après le dépouillement des listes de recrutement, possède un nombre assez élevé de *crétins et d'idiots*. En 1891, il occupait en France le huitième rang par ordre décroissant ; cette affection ne présente pas une localisation aussi nettement délimitée que le goître.

De 1886 à 1891, la proportion d'exemptions pour maladies du système nerveux a été de 10 pour 1,000 conscrits. Ces affections étaient moins fréquentes anciennement.

Carie dentaire

D'après Boudin, pour la période de 1831 à 1849, la carie dentaire donne, dans le département du Puy-de-Dôme, une moyenne d'exemptions de 0,36 pour 1,000 conscrits, chiffre qui représente le minimum de la France. Pour la période de 1886 à 1892, la moyenne d'exemptions pour carie dentaire a été de 0,8 pour 1,000 conscrits. C'est à l'ethnologie, d'après Magitot, que se rattache le développement de ces affections qui sont rares dans les races celtiques, et au contraire fréquentes dans les races kymriques.

Hernie

Cette infirmité ne parait pas plus fréquente en Auvergne que dans le reste de la France. La proportion des exemptions devant le conseil de révision, est de 20 pour 1,000, chiffre qui représente à peu près la moyenne de la France. Il faut signaler une différence sensible entre les cantons de la plaine et ceux de la montagne ; ces derniers donnent un chiffre d'exemptions, pour hernie, plus élevé que les autres.

La Peste

Avant de clore le chapitre de la morbidité il sera intéressant de jeter un coup d'œil sur le passé, sur ce passé trop dédaigné et si souvent plein d'enseignements.

Dans les siècles antérieurs, la peste qui a joué un si grand rôle dans la mortalité de la France, a décimé la ville de Riom à cinq reprises différentes, 1431, 1502, 1564, 1585 et enfin 1631. Sur cette dernière épidémie, les documents abondent. Dans un livre luxueusement édité à Riom (1) et dont les exemplaires sont aujourd'hui très rares, M. Gomot, sénateur du Puy-de-Dôme, a décrit de main de maître toutes les phases du terrible fléau. C'est à cet auteur que nous empruntons la plupart des renseignements qui vont suivre.

La peste se montra à Riom en janvier 1631. Les malades, au début, étaient pris de vomissements, de palpitations, d'une toux sèche et opiniâtre, d'hémorrhagies, de sueurs profuses. Le corps se couvrait ensuite de bubons, de taches noirâtres et la mort survenait au milieu d'atroces souffrances. « En présence de ces accidents terribles, tout attouchement avec un pestiféré devenait fatal, toute communication périlleuse ».

Tel était le tableau clinique de la maladie très bien décrit par deux médecins dont les noms méritent d'être conservés : Germain Coquery et Abraham de la Framboisière, qui restèrent seuls pour donner des soins aux malades au milieu de la terreur publique. C'est à eux que l'on doit les mesures qui furent prises pour enrayer le mal terrible.

Au début, on voulut retenir les habitants que la frayeur pressait de partir et continuer le fonctionnement des affaires publiques. Dans ce but, on ordonna la claustration dans la maison des pestiférés, non seulement du malade, mais encore de tous ceux

(1) H. Gomot, *La peste noire*, Jouvet, imp. Riom, 1874.

qui avaient habité cette maison depuis 40 jours ; les portes et fenêtres du rez-de-chaussée furent cadenassées, on passait aux internés la nourriture par les fenêtres, et ordre était donné de les arquebuzer s'ils manifestaient la moindre velléité de s'échapper.

Les résultats furent déplorables, chaque maison devenant un foyer intense de contagion. On renonça à ce système au mois d'août pour en inaugurer un autre basé sur l'évacuation de la ville et comportant les dispositions suivantes : expulsion immédiate des mendiants, des fainéants, des étrangers ; suspension des affaires publiques et transfert de la Sénéchaussée à Sauxillanges ; interdiction des réunions publiques, la messe étant célébrée sur la place des Taules ; évacuation et isolement hors la ville de tous les malades ; désinfection des locaux contaminés.

Pour l'isolement des malades, deux cent et quelques baraques contenant chacune deux ou trois lits furent construites au sud de la ville, le long du ruisseau du Maréchat, près du jardin Charrier, dont Fléchier devait bientôt célébrer les agréments. Dans la nuit du 29 au 30 août, tous les pestiférés au nombre de 460 y furent transportés. 13 septembre « *Defances sont faites à toute sorte de personnes de quelque qualité et condition qu'elles soyent d'aller ou envoyer aux cabanes pour quoy que ce soit, sans licence du Capitaine de santé ou Commissaire des vivres, à peine d'être arquebuzé. Et sous les mêmes peines, desfances sont aussi faites à tous les dits habitants frappés de maladie contagieuse ou aucun de leurs domestiques, femmes ou enfants, de sortir de leurs maisons jour ou nuit, pour quelque cause que ce soit et* PERMET AUX VOISINS DE LES ARQUEBUZER SANS AUTRE FORME NI FIGURE DE PROCÈS ». Les corps des pestiférés morts furent enterrés près des baraquements ; on cessa de les transporter soit au cimetière d'alors, soit au cimetière supplémentaire, situé aux Charmettes et connu jusqu'à la Révolution sous le nom de cimetière des pestiférés.

L'emplacement du Maréchat était bien choisi et il ne faut pas incriminer son voisinage avec la route de Clermont, car, pendant toute l'épidémie, les voyageurs venant de Clermont évitaient soigneusement la ville, passant par Gerzat, Cœur et le Marais ; ils suivaient un chemin aujourd'hui très mauvais, encore connu dans le pays sous le nom de chemin de la peste (ou mieux, chemin pendant la peste).

« La désinfection des maisons contaminées se fit à l'aide de tous les produits aromatiques de l'époque : l'encens, l'oliban, la térébenthine, le vernis et l'huile de nard (1) ; des barbiers étuvistes furent désignés par le conseil pour parfumer les maisons infectées que l'on avait, jusqu'alors, tenues soigneusement fermées et qui étaient devenues autant de foyers de contagion. Ils y pénétrèrent avec la plus grande précaution, portant au cou du mercure dans une aveline, les narines remplies de thériaque ; ils avaient à la main des brandons de feu de bois de genièvre et de sapin ; ils faisaient brûler des parfums dans des réchauds et tiraient des coups d'arquebuze dans tous les appartements. Le linge, les effets d'habillement, les tapisseries, furent enfermées dans de grandes caisses hermétiquement closes et transportées à la rivière de Morge, où on les déposa en « belle eau courante ». Les maisons, les meubles furent lavés à la chaux vive ; ordre fut donné, pour arrêter la propagation du mal, de tuer les chiens, les chats et les pigeons des colombiers. »

Ce dernier système donna bientôt de bons résultats ; l'épidémie fut enrayée et finit par disparaître en décembre de la même année. L'épidémie avait coûté la vie à environ 3,500 personnes (2), soit le tiers de la population. « L'année épidémique, relativement aux naissances, étant comptée du 1er septembre 1631 à septembre 1632, ne donna que 83 naissances, un peu moins du tiers du nombre ordinaire. En 1632, sur 90 mariages qui eurent lieu, les deux tiers furent contractés par des veuves. »

Parmi les mesures employées pour lutter contre le fléau, nous insisterons surtout sur l'évacuation des locaux infectés.

De nos jours, aucune loi ne peut forcer un malade à se laisser transporter hors de sa maison et le transfert des malades au Maréchat serait difficile à obtenir en temps d'épidémie.

L'isolement dans les baraquements hors de la ville ne pouvait mieux faire que de donner de bons résultats. Cette pratique excellente est, aujourd'hui, mise en vigueur dans l'armée, toutes les fois qu'une épidémie sévit dans une caserne.

Dans certaines épidémies graves, les épidémies de fièvre jaune, en Amérique, on n'a pas hésité, comme cela a été observé à

(1) H. Gomot. — Loc. cit., p. 41.

(2) Peghoux. — *Epidémies qui ont ravagé l'Auvergne depuis le commencement de l'Ère chrétienne jusqu'à nos jours.*

Jacksonville, à établir des cordons sanitaires très sévères où les arquebuzades anciennes étaient remplacées, au besoin, par la fusillade des personnes essayant de sortir de la ville sans passer par un camp d'observation. (1)

La suppression des animaux, tels que chiens, pigeons, etc., pour être une mesure radicale, n'en est pas moins recommandable et nous désirerions la voir appliquer plus souvent, notamment dans les épidémies de diphtérie, de fièvre typhoïde, etc.

En resumé, les sages et énergiques mesures adoptées en 1631, pour combattre un mal terrible, d'une nature inconnue alors, sont dignes de notre admiration, et leur application constituerait encore, de nos jours, le meilleur procédé de défense contre un semblable fléau.

Les antiseptiques actuels sont plus sûrs que les désinfectants connus autrefois ; l'étuvage sous pression est plus efficace que les bains d'eau courante ; les moyens sont donc plus puissants, mais les principes restent les mêmes.

(1) GIBIER, — *Bul. Méd.* 1889.

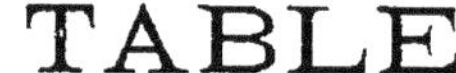

TABLE

TABLE DES MATIÈRES

	Pages
AVANT-PROPOS	5
I. Physiographie	7
Géographie	7
Géologie	9
Eaux Minérales	12
Hydrologie	15
II. Climatologie	17
Climat Auvergnat	17
Température	18
Vents	21
Pression atmosphérique	22
Pluie	22
Humidité atmosphérique	23
Insolation. — Nébulosité	23
III. Culture et Industrie	24
IV. Anthropologie	26
Caractères physiques	29
Mensuration du crâne	29
Couleur des yeux et des cheveux	31
Couleur des yeux	31
Taille	35
Envergure	39
Nez	39
Face	39
Oreille	40
Bosse occipitale	40
Recrutement	40
V. Type criminel	42
Crâne	42
Indice céphalique	42
Oreille	43
Front	43
Yeux	43
Cheveux	43
Taille	44
Grande envergure	44
Pieds	45
Tatouage	45
Récidivistes	45
VI. Criminalité	46
Cour d'Assises	46
Tribunaux Correctionnels	46
Récidive	47
Infanticides	50
Incendies	50
Suicides	51
VII. Caractère, Instruction	52
Caractère	52
Instruction	53
VIII. Historique de Riom	56
IX. Plan, Rues, Boulevards, Entretien et police des Rues	59
Plan de Riom	59
Faubourgs et quartier neuf	60
Agrandissement de la ville	61
Rues	61
Boulevards	63
X. Eaux	65

Pages

Sources................ 65
Canalisation 67
Quantité des Eaux....... 68
Distribution 69
Analyse des Eaux....... 69
Analyse de l'eau de Riom 70
Analyse Bactériologique.. 70

XI. Égouts............. 72

XII. Démographie.... 75
Dénombrement......... 75
Mouvement de la population................ 77
Décès.................. 79
Naissances 79
Vie moyenne 81

XIII. Établissements d'utilité publique. 82
Lavoirs 82
Abattoir................ 83
Inspection des viandes... 84
Epizooties.............. 85
Maison d'Arrêt 85
Maison Centrale......... 87
Hôpital 89
Bureau de bienfaisance .. 92
Casernement militaire... 93
Caserne Lafayette....... 93

Pages

Caserne Dombrowski.... 94
Caserne d'Anterroche.... 95
Manufacture des Tabacs.. 97
Cimetière 99

XIV. Mortalité....... 100
Tuberculose 102
Diphtérie.............. 103
Paludisme.............. 103
Erysipèle.............. 103
Fièvre typhoïde......... 104
Rougeole. 105
Scarlatine............. 106
Variole 106
Grippe................. 107
Coqueluche............. 108
Suette miliaire.......... 108
Syphilis................ 108
Maladies aiguës 109
Pneumonie............. 109
Maladies de l'appareil digestif............... 110
Rhumatisme 110
Goître 111
Carie dentaire 112
Hernie................. 112
La Peste 113

Gannat. — Imp. F. Marion, Grande-Rue, Rue et place du Château

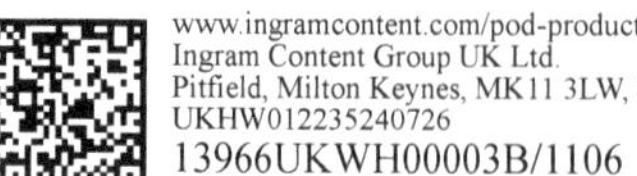
www.ingramcontent.com/pod-product-compliance
Ingram Content Group UK Ltd.
Pitfield, Milton Keynes, MK11 3LW, UK
UKHW012235240726
13966UKWH00003B/1106

9 782012 864009